Herwig Czech

Hans Asperger und der Nationalsozialismus

Die Reihe DIALEKTIK DER BE-HINDERUNG ist inter- und transdisziplinär angelegt. Sie eröffnet den Zugang zu einem vertieften theoretischen Begreifen der sozialen Konstruktion von Behinderung in Form von Beiträgen zu einer synthetischen Humanwissenschaft. Sie versteht sich in den Traditionen kritischer Theorie, die immer auf eine veränderte gesellschaftliche Praxis im Sinne von Dekolonisierung und Überwindung sozialer Ausgrenzung zielt. Außerdem muss kritische Theorie im Bereich von Behinderung und psychischer Krankheit erweiterte Zugangswege kritischer Praxis eröffnen und sich von dieser ausgehend bestimmen, denn wie bereits Comenius festhielt: »Das Wissen, das nicht zu Taten führt, mag zugrunde gehen!«

Damit ist ein Verständnis von Behinderung und psychischer Krankheit zugrunde gelegt, das von dem bio-psycho-sozialen Wechselverhältnis von Isolation und sozialer Ausgrenzung als Kernbestand der Konstruktion von Behinderung ausgeht. Gegen diese Prozesse wird die generelle Entwicklungsfähigkeit aller Menschen durch menschliche Verhältnisse gesetzt, in deren Mittelpunkt, in Anlehnung an die »Philosophie der Befreiung«, Anerkennung und Dialog stehen.

Das einzig Heilige, das zählt, ist die Existenz des Anderen.

Die Buchreihe Dialektik der Be-Hinderung wurde gegründet von Georg Feuser, Wolfgang Jantzen, Willehad Lanwer, Ingolf Prosetzky, Peter Rödler und Ursula Stinkes.

DIALEKTIK DER BE-HINDERUNG
Herausgegeben von Georg Feuser, Willehad Lanwer, Peter Rödler, Anne-Dore Stein und Jan Steffens

Herwig Czech

Hans Asperger und der Nationalsozialismus

Geschichte einer Verstrickung

Mit einem Vorwort von Peter Rödler

Psychosozial-Verlag

Die Publikation wurde gefördert von der Luria Gesellschaft
Verein zur Förderung der wissenschaftlichen Grundlegung
und Rehabilitation hirngeschädigter Menschen e. V.

Bibliografische Information der Deutschen Nationalbibliothek
Die Deutsche Nationalbibliothek verzeichnet diese Publikation
in der Deutschen Nationalbibliografie; detaillierte bibliografische Daten
sind im Internet über http://dnb.d-nb.de abrufbar.

Deutsche Erstausgabe
Titel des englischen Originals:
Hans Asperger, National Socialism, and »race hygiene« in Nazi-era Vienna,
erschienen 2018 als Beitrag in: *Molecular Autism* 9, 1–43,
https://doi.org/10.1186/s13229-018-0208-6 unter folgender CC-Lizenz: CC BY 4.0
Die deutsche Ausgabe wurde gegenüber dem englischsprachigen Artikel erweitert und aktualisiert.

info@psychosozial-verlag.de
www.psychosozial-verlag.de

Umschlagabbildung: Hans Asperger, Univ.-Kinderklinik, Wien, 1930er-Jahre;
MUW-FO-000670-0895-0014-1
(Josephinum – Ethik, Sammlungen und Geschichte der Medizin, MedUni Wien)
Autorenfoto: © Anna Beskova
Umschlaggestaltung und Innenlayout nach Entwürfen von Hanspeter Ludwig, Wetzlar
ISBN 978-3-8379-3188-4 (Print)
ISBN 978-3-8379-7889-6 (E-Book-PDF)

Inhalt

Die schiefe Ebene: Asperger heute

Vorwort

Peter Rödler

»Tatsächlich erziehen sich Menschen und Worte deshalb gegenseitig.«
Peirce, 1931–1935, CP 5.313

Am Anfang meines Vorworts muss an Wolfgang Jantzen – verstorben am 22. November 2020 – erinnert werden. Wolfgang hatte sich sehr für die Rückübersetzung und Veröffentlichung des Textes von Herwig Czech eingesetzt und dafür auch die Luria Gesellschaft, deren langjähriger Vorsitzender er auch gewesen war, gewinnen können. Dieses Engagement stand in der Logik seines beruflichen Lebens, zum einen die Kontinuität von NS-Medizinern in der Nachkriegszeit aufzudecken und andererseits eine Allgemeine Behindertenpädagogik zu formulieren, die sich deren Hinterlassenschaft eines behindernden Menschenbildes in großen Teilen der klinischen Wissenschaften entgegensetzte.

So ging es ihm gerade wegen der Bedeutung Hans Aspergers in Österreich und – in Bezug auf Menschen aus dem autistischen Spektrum – weit darüber hinaus darum, dass auch bei Asperger diese Kontinuität, seine Nähe zur NS-Ideologie, deutlich gemacht würde. Czechs zuerst auf Englisch erschienener Beitrag über seine Untersuchungen zu Asperger war ihm hierfür mehr als genug Beweis. Dieser Text zeigt klar, dass die Karriere Aspergers offensichtlich von der Vertreibung jüdischer Kollegen profitiert hat. Ebenso klar ist es, dass es einen Zusammenhang zwischen der klinischen Arbeit Aspergers und dem »Spiegelgrund«, bis 1945 eine Tötungsanstalt der NS-Medizin, gab.

Zur Frage, ob diese Zusammenarbeit von ideologischen Motiven geprägt war oder pragmatisch allein der Karriere diente, kann sich jede Leserin, jeder Leser anhand der akribisch zusammengetragenen und belegten Daten in dieser Veröffentlichung selbst eine Meinung bilden.

Meine folgenden Überlegungen zum Wert dieses Materials *gerade heute* gehen allerdings über diese Aspekte hinaus. Sie verweisen zum einen vor die Machtergreifung der Nationalsozialisten 1933 zurück, das heißt zu den Wurzeln des Denkens und Handelns gegenüber angeblich »minderwertigen« »Rassen« und Individuen. Dieses Denken fand zwar mit der Machtergreifung Hitlers und seiner Ideologie ihre pragmatisch perfekte Umsetzung unfassbaren Ausmaßes (Eichmann), war aber nicht ein in die Geschichte gefallenes, quasi ahistorisches Eigenprodukt, sondern wurde am Beginn des 20. Jahrhunderts in einem großen politisch-gesellschaftlichen Spektrum vertreten.

Andererseits versuche ich hier in dem gegebenen Rahmen,[1] diese Wurzeln, *jenseits* der NS-Ideologie, so sichtbar zu machen, dass sie im heute völlig neuen Kleid des verabsolutierten Individualismus dennoch wiedererkannt werden können. Auf diese Weise erhält der hier vorgelegte Text die weitere Perspektive, Kontinuitäten in den zeitgemäß angepasst auftretenden Spielregeln und Narrativen des heutigen Bildes von und des Umgangs mit »Autismus« zu entdecken und gegen diese exkludierenden und stigmatisierenden Formen anzugehen, indem man diese kenntlich macht und ihnen eine *allen* Menschen mit Autismus dienliche Sicht entgegensetzt.

Beim Blick zurück auf die Ursprünge des aktuellen Menschen- und Behindertenbildes muss als Erstes klargestellt werden, dass historische Entwicklungen keine irgendwie gearteten »logischen« Aufwärtsbewegungen auf ständig höhere qualitative Stufen darstellen, keinen Aufstieg hin zu einem »Ende der Geschichte«, sondern sich zu allen Zeiten als ein Mix verschiedenster Positionen zeigten, sodass der sich dabei je realisierende Mainstream eher als ein »Auf und Ab« oder – weniger urteilend – ein »Hin und Her« erscheint. So gab es zu allen Zeiten immer auch Zeichen einer Inklusion beziehungsweise entsprechende soziale Verhaltensweisen:

Schon vor 10.000 Jahren[2] führten Steinzeitmenschen Operationen am offenen Gehirn aus, die sieben von zehn Operierten überlebten (!), erkennbar an den Spuren des nachgewachsenen Knorpelgewebes an den versteinerten knöcherigen Teilen der Schädel mit solchen »OP-Löchern«. Trotz der offensichtlich großen Kompetenz der Operateure in jener Zeit muss man bei der Schwere dieser Operation und den vorhandenen recht groben Werkzeugen bei einem Teil der Überlebenden davon ausgehen, dass sie nach dieser Operation, wie auch im Fall einer entsprechenden Operation

1 Für eine ausführlichere Auseinandersetzung verweise ich auf meinen Aufsatz: »Autismus und Wissenschaft – die Angst vor dem Fremden« (Rödler, 2021).

2 Der älteste europäische Fund ist ca. 7.100 Jahre alt.

in Bolivien (1950), beeinträchtigt waren und entsprechend im weiteren Leben von ihren Mitmenschen unterstützt worden sein müssen, da sie offensichtlich noch mehrere Jahre weiterlebten (vgl. Kunter, 1987).

In modernerer Zeit sind beispielhaft die Aussagen von Seguin in seinem Buch über *Die Idiotie*[3] *und ihre Behandlung nach physiologischer Methode* (1866):[4]

> »Nachdem jetzt die Einheit unseres Planes, alle Funktionen und Fähigkeiten in der Einheit des Menschen in der Menschheit zusammenzufassen, klar dargetan ist, haben wir nur noch einige Worte über die Einheit unserer scheinbar zusammenhanglosen Mittel und Werkzeuge in der Erziehung zu sagen« (Seguin, 1912, S. 164).

Hier findet schon das statt – und geht bis in die Beispiele und ihre Begründungen hinein weit über das Niveau hinaus, das in der Regel seit etwa 2003 als »Inklusions-Diskussion« firmiert –, was letztlich bis heute den Kern echter Inklusion bildet: eine *Allgemeine Pädagogik*, die in ihren Grundlagen wirklich für ausnahmslos *alle* Menschen gilt.

Und auch Bleuler, der 1911 in seinem Werk *Dementia praecox oder Gruppe der Schizophrenien* als erster den Begriff des Autismus einführt (2014, S. 52ff.), verweist in seinen Beschreibungen auf einen *individuellen* Zusammenhang von *eigensinnigem*, auf einen »Komplex«[5] bezogenem Verhalten und Anteilen normaler Realitätswahrnehmung und entsprechend angemessenem Verhalten. Dabei löst die Referenz des Eigen-Sinns auf einen »Komplex« letztlich die Vorstellung einer einfachen klinischen Psychopathologie auf und es entsteht das Konzept eines je bio-psychosozialen Zusammenhanges, der dann nicht einfach kausal erklärbar ist, sondern nur – mit heutigen Worten – kontinuierlich dialogisch erschlossen werden kann.

3 »Idiotie« darf hier nicht als Beleidigung verstanden werden. Es ist der damalige Fachbegriff, der durch die jahrzehntelange Minderschätzung dieser Gruppe zum Schimpfwort verkommen ist. Im Grunde sagt das Wort inhaltlich das Gleiche wie »Autismus« (Idiotie kommt vom griech. ídios [ἴδιος] = ›abgesondert, eigen, eigentümlich, privat‹, Autismus kommt vom griech. autós [αὐτός] = ›selbst‹!), der aber heute gerade gesellschaftlich eine eher positive Bedeutung erhält.

4 An dem sich sowohl Itard bei seiner Erziehung des »Wilden von Aveyron« als auch, ergänzt um dessen Erfahrungen, Montessori bei dem Entwurf ihrer Pädagogik orientierten.

5 Bleuler setzte sich intensiv mit Gedanken Freuds auseinander.

Adler ging mit seinen psychoanalytischen Rekonstruktionen noch einen Schritt weiter und verstand die Probleme seiner Patient:innen aus einem Arbeiterviertel Wiens vor dem Hintergrund ihrer sozialen Lage. In der Zusammenschau dieser wenigen Verweise wird bereits deutlich, dass hier in Elementen schon alles vorhanden ist, was eine Allgemeine Pädagogik (Inklusion) heute für Menschen mit Beeinträchtigungen formuliert.

Nichtsdestotrotz war das Denken seit dem 19. Jahrhundert aber nicht durch diese dialektisch spannungsvollen und gegenüber dem Einzelfall offenen Theorien bestimmt, sondern durch die Begeisterung über die »Machbarkeit« der Welt in dieser Zeit der Industrialisierung und damit verbunden durch eine Suche nach Beherrschung und Steuerung der Umwelt und der Menschenwelt im Dienste der Gesellschaft.

Auf diesem Optimismus baut Marx seine Überlegungen zu geschichtlichen Entwicklungen auf, die über definierte Stufen zu einer allseits gerechten kommunistischen Gesellschaft führen sollten. In gleicher Weise führten die Erkenntnisse Darwins über die Dynamik der Evolution und die Abstammung des Menschen zu Überlegungen, Gesundheit, Klugheit und »Fitness« in der Gesellschaft mit den Mitteln der Züchtung herzustellen. Dabei blieb es nicht bei der Beeinflussung der Öffentlichkeit, sondern es kam auch zu Zwangsmaßnahmen wie zum Beispiel Sterilisationen, die sich durchaus auch auf soziale Randgruppen bezogen. Solche Überlegungen waren Anfang des 20. Jahrhunderts in Europa über alle politischen Gruppierungen hinweg weit verbreitet. »So hat Dänemark die Zwangssterilisation als rassenhygienische Maßnahme bereits 1929, vier Jahre vor dem Deutschen Reich, gesetzlich eingeführt« (Clees, 1997, A-2552). Den Höhepunkt dieser Überlegungen bildete dann die 1920 erschienene Schrift *Die Freigabe der Vernichtung lebensunwerten Lebens* von Binding und Hoche (2006) und deren organisatorisch quasi industriell perfektionierte systematische Realisierung durch die Nationalsozialisten.

> »Während seiner Glanzzeit gewann der Sozialdarwinismus viele Anhänger und wurde, wie wenige andere Ideen, in nahezu allen Bereichen zur Deutung und Begründung herangezogen. Karl Marx spannte ihn ebenso für seine Zwecke ein wie die Industriekapitäne für die ihren. Während Marx Evolution mit Revolution gleichsetzte, sah John D. Rockefeller die herrschende Ordnung als Endergebnis eines natürlichen Prozesses an. ›Der Ausbau eines großen Unternehmens‹, dozierte er in der Sonntagsschule, ›bedeutet lediglich Überleben des Passendsten … Das ist nichts Schlechtes, sondern nur die

> Auswirkung eines Naturgesetzes und eines göttlichen Gesetzes.‹(1) Marx seinerseits wollte Darwin ›Das Kapital‹ widmen, was dieser jedoch dankend ablehnte. (1 zitiert in William J. Ghent, Our Benevolent Feudalism, Maximillian, New York 1902, S. 29)« (Stanley, 1983, S. 235).

Ich denke, an diesem Zitat wird die Wirkungsmacht des Geistes des 19. Jahrhunderts weit über den Nationalsozialismus hinaus bis in die heutige Zeit deutlich nachvollziehbar. So wird hier auch Adornos Feststellung deutlich: »Ich möchte nicht auf die Frage neonazistischer Organisationen eingehen. Ich betrachte das Nachleben des Nationalsozialismus in der Demokratie als potentiell bedrohlicher denn das Nachleben faschistischer Tendenzen gegen die Demokratie« (Adorno, 1959, S. 555f.).

Was ist aber das Kennzeichen dieses Geistes des 19. Jahrhunderts, bezogen auf das Bild von beeinträchtigten Menschen und den Umgang mit ihnen? Es ist der Entzug der kulturhistorischen Einzigartigkeit eines jeden Menschen durch deren »Verdinglichung«.

> »[S]o würde ich ihn den Typus des *verdinglichten Bewusstseins* nennen. Erst haben die Menschen, die so geartet sind, sich selber gewissermaßen den Dingen gleichgemacht. Dann machen sie, wenn es ihnen möglich ist, die anderen den Dingen gleich« (Adorno & Becker, 1971, S. 98, Hervorh. im Original).

In dieser Erklärung wird etwas in diesen Zusammenhängen in der Regel Übersehenes deutlich, was für die Übertragung dieser Prozesse auf die heutige Zeit im weiteren Text sehr wichtig ist: Um einen Menschen oder eine Gruppe zu »verdinglichen«, muss man das zuerst mit sich selbst tun. So wie die nationalsozialistische Konstruktion des »Juden« diejenige des »Ariers« voraussetzte, so setzt die »Psychopathologie« die Konstruktion einer »gesunden Psyche« voraus, die »neurodiversen« Autist:innen die »neurotypischen« Normalmenschen und so weiter. In all diesen Dichotomien geht die lebendige Dialektik zwischen individueller Eigen-Art beziehungsweise Eigen-Sinn und einem gesellschaftlichen Ringen um »Gemein-Sinn« verloren, die Sève so wunderbar beschreibt: »Das Individuum ist einmalig im wesentlich Gesellschaftlichen seiner Persönlichkeit und gesellschaftlich im wesentlich Einmaligen seiner Persönlichkeit; das ist die Schwierigkeit, die zu bewältigen ist« (Sève, 1973, S. 117).

In der traditionellen Klinik – das gilt für den medizinischen aber auch therapeutischen Bereich – entstehen mit der Diagnose Gruppenstereotypien, die dann Gegenstand der Behandlung werden – das heißt, die Patient:innen/Klient:innen werden auf die »Pathologie« reduziert gesehen, diese wird zu ihrem Wesen gemacht, womit sie der Einzigartigkeit ihres Menschseins beraubt werden. Dieser Reduktionismus verband die explizit der NS-Ideologie verpflichteten Mediziner mit anderen Klinkern jener Zeit wie Asperger (vgl. hierzu das Kapitel über Aspergers Diagnosen im Vergleich zu jenen am Spiegelgrund).

Der in diesen traditionellen Haltungen sich realisierende Reduktionismus hat natürlich eine erhebliche Entlastungsfunktion – das heißt, wenn ich mit meinen Bemühungen scheitere, kann ich dies auf die Pathologie schieben, die Unheilbarkeit der Patient:innen/Klient:innen. Aus dieser Sicht ist es nachvollziehbar, dass solche Positionen in der Regel den Mainstream bestimmten und, in verwandelter Form, weiterhin bestimmen. Die gegenläufigen Beispiele, sich therapeutisch wirklich in ein Verhältnis zu den Patient:innen oder Klient:innen zu setzen, ihnen und ihrer gewordenen Individualität wirklich ein Gegenüber zu sein, blieben geschichtlich bis auf eine kurze Zeit im 20. Jahrhundert eine Ausnahme.

So war es wahrscheinlich dem Schrecken über das barbarische Verkommen des Gemeinwesens einer sich – zumindest in den Eliten – als »aufgeklärt« verstehenden Gesellschaft geschuldet, dass in einer relativ kurzen Phase – zwischen dem Ende der 1960er und dem Anfang der 1990er Jahre – dialektische Menschen- und Gesellschaftsbilder bis in den Bereich der Psychiatrie Verbreitung fanden. Im Allgemeinen gilt dies vor allem für die Frankfurter Schule um Horkheimer und Adorno – am wenigsten bei der herrschaftsfreien Technologie Habermas' – und in Bezug auf Menschen mit Beeinträchtigungen oder in besonderen Lebenslagen für die kulturhistorische Schule und die Tätigkeitstheorie um Jantzen und Feuser, in denen diese menschentypische Spannung ausgehalten und die daraus folgende Komplexität und persönliche Einbindung zur Grundlage von Theoriebildung wurde.[6]

6 Zu erwähnen wären hier noch die Theorien aus dem jüdischen Kulturkreis von Buber und Rosenstock-Huessy und in neuerer Zeit die Sprachraumtheorie (Rödler), die mit Peirce eine Weiterentwicklung der Theorie Maturanas in den kulturellen Raum und damit ebenfalls die angesprochene spannungsvolle Dialektik realisiert. Darüber hinaus war der institutionelle Höhepunkt im hier dargestellten Sinne sicher die Antipsychiatrie.

Um das Verkommen dieses humanen[7] Niveaus von Theorie hin zur heutigen Situation zu verstehen (vgl. hierzu Judt, 2011), die gerade auch im Zusammenhang mit der Asperger-Diagnose alte Bedrohungen im neuen Gewand zeigt, muss hier doch ein wenig näher – wenn auch durch den begrenzten Rahmen notgedrungen etwas holzschnittartig – auf die Entwicklung, insbesondere in den Sozial- und Geisteswissenschaften, von der Moderne Mitte des 20. Jahrhunderts bis zur heutigen neoliberalen Hegemonie eingegangen werden. Ausgangspunkt war dabei eine Moderne, die in unserem Zusammenhang dadurch gekennzeichnet war, dass sie sich theoretisch dem spannungsvollen Wechselbezug zwischen Individuum und Gemeinschaft widmete und praktisch der kontinuierlich dialogischen Kooperation mit ihrer Klientel aussetzte.

Diese in Theorie und Praxis durchaus anstrengende, anspruchsvolle Position stellte die normativen Begriffsstereotypen des 19. Jahrhunderts radikal infrage, führte aber in weiterer Folge dazu, die dialektische Komplexität durch ein Kippen in das andere Extrem zu reduzieren, indem nun das Individuum absolut gesetzt wurde. Ein Beispiel hierfür stellt zum Beispiel der Wechsel von vorrangig intellektuell-politischen Jugendkulturen zu solchen der subjektiven Freiheit und Ungebundenheit wie die der Hippies und Punks dar.

Einen theoretischen Höhepunkt dieser Postmoderne bildete Lyotards *Das postmoderne Wissen. Ein Bericht* (1986). Ausgangspunkt von Lyotards Überlegungen ist die Feststellung, dass in früheren Zeiten die Verständigung über die Welt über das *Erzählen* von Geschichten und Mythen erfolgte. Erst in neuerer Zeit würde der wissenschaftliche Beweis solcher Berichte eingefordert – weshalb die »großen Erzählungen«, das heißt die sinngebende Deutung der Geschichte in Bezug auf Gegenwart und Zukunft, wie beispielsweise der Kommunismus, mit einem entsprechenden Wahrheitsanspruch auftraten.

Demgegenüber entwirft Lyotard eine radikale Subjekttheorie, in der der Austausch über die Welt grundsätzlich in Form von Erzählungen (»Narrativen«) stattfindet und die »großen Erzählungen« dadurch ihre Dominanz verlieren. Dabei wird allerdings übersehen, dass *rein* individuelle Bedeutungen nur wechselweise anerkennbar, nicht aber verhandelbar sind – womit, kurz gesagt, in diesem Ansatz radikal verwirklicht, der Gesellschaftsdiskurs zum Erliegen kommt. Dies war spätestens der Fall, als

7 Erkenntnistheoretisch-materialistisch, NICHT moralisch verstanden!

Kolleg:innen aus den Geistes- und Sozialwissenschaften begannen, ihre Theorien als »Narrative« zu bezeichnen und damit grundlegende Eigenschaften von Wissenschaft – zumindest angenommene Wahrheitssuche,[8] Begründungsforderung – zu negieren.

So kam es gegenüber dieser theoretischen Unverbindlichkeit innerhalb der Wissenschaften ab den 1990er Jahren zu einer positivistischen Gegenbewegung, Wissenschaft an »Evidenz« orientiert ausschließlich über empirische Studien zu definieren.

> »Die formale Logik war die große Schule der Vereinheitlichung. Sie bot den Aufklärern das Schema der Berechenbarkeit der Welt. Die mythologisierende Gleichsetzung der Ideen mit den Zahlen in Platons letzten Schriften spricht die Sehnsucht aller Entmythologisierung aus: die Zahl wurde zum Kanon der Aufklärung« (Horkheimer & Adorno, 1947, S. 17f.).

Während empirische Studien von der Soziologie der Frankfurter Schule eingeführt wurden, um dem Elfenbeinturm »reinen« Theoretisierens zu entkommen, sich ihres gesellschaftlichen Gegenstandes in der Praxis zu versichern und damit der Dialektik von Theorie und Praxis zu genügen, führten die Prozesse seit der Postmoderne zu einer Aufspaltung in unverbindlich-subjektive Positionen »freier« Individuen und einem Empirismus, in dem nur noch messbare Aspekte der Menschenwelt »zählten«.

Diese Spaltung bestimmt die Welt des Neoliberalismus heute: Bedeutungen, das heißt kulturelle Aspekte der Menschenwelt, werden zur Privatsache des autonomen Individuums. Verbindlich sind demgegenüber allein funktionale und somit messbare Eigenschaften und Gesellschaftsprozesse.

Übersehen wird dabei – wichtig in unserem Zusammenhang –, dass *der Mensch jenseits seiner sozialen Einbindungen nur noch biologisch denkbar* ist. Entsprechend geraten Diagnostiken, anstelle praxisbegleitender dialogisch-zirkulärer Erschließungen, wieder zu statischen klinischen Feststellungen individueller »Eigenschaften«. Im neoliberalen Gewand nähert

8 Auch wenn eine *wissenschaftliche* Position davon ausginge, es gäbe keine Wahrheit, müsste sie *als Wissenschaft* zumindest diese Annahme belegen oder begründen. Dies aufzugeben würde eine solche Position als unwissenschaftlich ausweisen. Eine Position dagegen, die von einer Nicht-Erreichbarkeit und damit einer »ewigen« Wahrheitssuche ausgeht, wäre bei allen ihren Positionen zum Argumentieren und Begründen verpflichtet und damit auch mit dieser Position im Bereich der Wissenschaften verortet.

sich diese diagnostische Praxis aber wiederum dem aus dem 19. in das 20. Jahrhundert hineinreichenden oben beschriebenen Reduktionismus, der auch für Aspergers Zugang charakteristisch war.

Bedenkt man die zeitlich parallelen Überlegungen Singers – *Muß dieses Kind am Leben bleiben?* (Kuhse et al., 1993) –, so ergibt sich auch eine ganz ähnliche potenzielle Bedrohungslage wie zur Zeit Aspergers. Im Zusammenhang dieser Überlegungen zeigt sich auch, dass das »Autismus-Spektrum« in der neuen Welt der neoliberalen Leistungsgesellschaft angekommen ist. Kennzeichen hierfür sind:

- Der Wechsel von einem individuellen Nachdenken über den Gesamtzusammenhang des Hintergrunds des Verhaltens eines Menschen (Biografie, Eigen-Sinn) hin zu einer individuumsbezogenen Suche nach Verstärkersystemen und Behandlungsformen, die für die Gesamtgruppe der Klient:innen in Bezug auf normierte Outcomes wissenschaftlich (statistisch) als effektiv nachgewiesen wurden.
- Wechsel des Fokus von einer sehr seltenen Gruppe von Menschen mit sehr tiefgreifenden und individuell sehr unterschiedlich komplex differenzierten Entwicklungsbesonderheiten zunehmend hin zu jenen »Autist:innen«, die trotz aller Besonderheiten und Schwierigkeiten – und, was häufig nicht wahrgenommen wird, unter größten inneren Anstrengungen (!) – doch, sprechend, einen Alltag in einer normalen Umwelt realisieren können, eben die »funktionalen Autist:innen«, deren Diagnose in der ICD-10 noch als »Asperger-Syndrom« bezeichnet wird.
- Ein Sprung in der Prävalenz des Autismus seit Einführung entsprechender Diagnoseverfahren (»Gold Standard« ADOS[9]) von seit den 1970er Jahren bis in die 1990er vier Fällen pro 10.000 Personen auf heutige Annahmen bis zu 1:100[10].
- Übernahme der neoliberalen Ideologie der »Outputorientierung« und des »Evidenzparadigmas« unter Verlust beziehungsweise Marginalisierung von Kontextreflexionen und -diskursen auch im Zusammenhang der Arbeit mit Menschen mit autistischen Verhaltensweisen.

---

9 ADOS = Autism Diagnostic Observation Schedule. Die deutsche Fassung: Diagnostische Beobachtungsskala für Autistische Störungen ADOS-2 wird von den führenden klinischen Vertreterinnen der Autismusforschung als »Gold-Standard« bezeichnet.

10 1,16 % (vgl. Baird et al., 2006).

Alle diese Prozesse haben eines gemeinsam und verstärken sich heute entsprechend wechselseitig: Sie betonen den »Outcome« der Behandlungen und damit letztlich auch die messbare Leistung der »Autist:innen«. Diese Entwicklung bedroht die Menschen, die nicht zu den geforderten Leistungen imstande sind (ehemals Kanner) existenziell, da sie aus dem Fokus möglicher Behandlungen beziehungsweise Teilhabeszenarien geraten. Dieses starre Festhalten an der alleinigen Perspektive des »Outcomes« macht 100 Jahre nach seinem Erscheinen das Buch Eugen Bleulers (1922): *Das autistisch undisziplinierte Denken und seine Überwindung* überraschend aktuell!

So ergibt sich eine neue leistungsbezogene Sicht des Autismus auch durch entsprechend formulierte diagnostische Instrumente – das DSM-V und die ADOS-2 Skala wirken hoch selektiv in Bezug auf leistungsfähige Autist:innen.[11] Dies kann dazu führen, dass es für eine Einrichtung zu einer strategischen Notwendigkeit wird, diese weniger »leistungsstarken« autistischen Personen in spezielle, weniger aufwändige Betreuungs- oder Fördergruppen auszugliedern, wenn Aufwand und geringer Erfolg die Effektivitätsstatistik beschädigen und die Einrichtung in der Folge mit Trägern oder anderen Geldgebern Probleme bekommen könnte.

Im Blick dieses Menschenbildes von individueller kognitiver Kompetenz, Autonomie und Selbstbestimmung erscheinen Menschen, die dies nicht realisieren können, als »harter Kern«, als unbeeinflussbarer, unheilbarer »Rest«; vor dem Hintergrund der Überlegungen Singers (»human vegetable«, Kuhse et al., 1993, S. 121f.) eine wirklich existenzielle Gefährdung.

> »Soziologisch möchte ich wagen, dem hinzuzufügen, daß unsere Gesellschaft, während sie immer mehr sich integriert, zugleich Zerfallstendenzen ausbrütet. Diese Zerfallstendenzen sind, dicht unter der Oberfläche

11 Hier wird eine Tendenz sichtbar, dass die nicht leistungsfähigen Autisten (ehemals Kanner) eher als Menschen mit psychischen Behinderungen eingeordnet werden, da mit ihnen nichts mit »leistungsfähigen« Autist:innen Vergleichbares »anzufangen ist«. In diesem Zusammenhang ist auch das in letzter Zeit wieder auftauchende Argument der Kombination von Autismus mit einer »geistigen Behinderung«, das letztlich auf van Krevelen (1963, S. 321) zurückgeht, zu sehen. Wieviel solider ist demgegenüber die Aussage von Kanner, der bei eben dieser Gruppe feststellt, dass aufgrund vielfältig paradoxer Leistungen eine negative Aussage über deren Intelligenz nicht gemacht werden kann (Kanner, 1949, S. 417).

> des geordneten, zivilisatorischen Lebens, äußerst weit fortgeschritten. Der Druck des herrschenden Allgemeinen auf alles Besondere, die einzelnen Menschen und die einzelnen Institutionen, hat eine Tendenz, das Besondere und Einzelne samt seiner Widerstandskraft zu zertrümmern. Mit ihrer Identität und mit ihrer Widerstandskraft büßen die Menschen auch die Qualitäten ein, kraft deren sie es vermöchten, dem sich entgegenzustemmen, was zu irgendeiner Zeit wieder zur Untat lockt« (Adorno & Becker, 1971, S. 91).

Ich hoffe, mit meinen Überlegungen den umfassenden historischen Darlegungen Czechs noch eine aktuelle Perspektive auf eben diese Informationen hinzugefügt zu haben, die diese Ausführungen gerade auch für das Bedenken der heutigen Prozesse um den Autismus wertvoll und hochaktuell macht. Weiters hoffe ich, dass so aus dem Erschrecken über die systematischen Folgen eines *jeden* biologistischen und normativen Menschenbildes heraus die Erkenntnis erwächst, dass die dringend notwendige ReDialektisierung der Aufklärung (Elkana, 2000; Elkana & Maranta, 1998), die Wiedergewinnung der Diskurse in den Geistes- und Sozialwissenschaften und die ReDialogisierung in Therapie und Pädagogik, wie sie Jantzen (2018) und Feuser (2018) als Voraussetzung für eine Humanisierung der Gesellschaft formuliert haben, neue Chancen bekommen muss.

Möge das hier vorliegende Werk hierzu einen Beitrag leisten.

Frankfurt, 24. März 2024

Literatur

Aebi, E. (Hrsg.). (1994). Soteria im Gespräch. Über eine alternative Schizophreniebehandlung (2. Aufl.). Bonn: Psychiatrie-Verlag.

Adorno, T.W. (1959). Was bedeutet: Aufarbeitung der Vergangenheit. In ders., *Gesammelte Schriften, 10.2 Kulturkritik und Gesellschaft I/II* (S. 555–572). Frankfurt a.M.: Suhrkamp 1977.

Adorno, T.W. & Becker, H. (1971). *Erziehung zur Mündigkeit. Vorträge und Gespräche mit Hellmut Becker 1959–1969*. Unter Mitarbeit von Gerd Kadelbach (Hrsg.). Frankfurt a.M.: Suhrkamp.

Aly, M., Aly, G. & Tumler, M. (1981). Kopfkorrektur oder der Zwang, gesund zu sein. Ein behindertes Kind zwischen Therapie und Alltag. Berlin: Rotbuch-Verlag.

Baird, G., Simonoff, E., Pickles, A., Chandler, S., Loucas, T., Meldrum, D. & Charman, T. (2006). Prevalence of disorders of the autism spectrum in a population cohort of children in South Thames: the Special Needs and Autism Project (SNAP). *Lancet, 368*(9531), 210–215.

Basaglia, F. & Basglia-Ongaro, F. (Hrsg.). (1980). *Befriedungsverbrechen. Über die Dienstbarkeit der Intellektuellen*. Frankfurt a. M.: Europäische Verlags-Anstalt.

Basaglia-Ongaro, F. (1985). *Gesundheit, Krankheit. Das Elend der Medizin*. Frankfurt a. M.: Fischer.

Binding, K. & Hoche, A. (2006). *Die Freigabe der Vernichtung lebensunwerten Lebens. Ihr Maß und ihre Form* (1920). Berlin: BWV Berliner Wissenschafts-Verlag.

Bleuler, E. (1922). *Das autistisch undisziplinierte Denken in der Medizin und seine Überwindung* (3. Aufl.). Berlin: Julius Springer.

Bleuler, E. (2014). *Dementia praecox oder Gruppe der Schizophrenien* (1911). Gießen: Psychosozial-Verlag.

Clees, E. (1997). Zwangssterilisationen in Skandinavien: Weitverbreitete Ideologie der Eugenik. *Deutsches Ärzteblatt, 94*(40), A2551–A2552. https://www.aerzteblatt.de/archiv/7893/Zwangssterilisationen-in-Skandinavien-Weitverbreitete-Ideologie-der-Eugenik (05.06.2024).

Conti, A., Della Mea, L. & Schlesak, D. (Hrsg.). (1979). *Im Irrenhaus. Sehr geehrter Herr Doktor, dies ist mein Leben*. Unter Mitarbeit von Linde Birk. Frankfurt a. M.: Verlag Neue Kritik.

Elkana, Y. (2000). Rethinking – Not Unthinking – the Enlightenment. In W. Krull (Hrsg.), *Debates in issues of our common future* (S. 283–313). Unter Mitarbeit von Uwe Opolka und Helen Schoop (Übers.). Göttingen: Velbrueck Wissenschaft.

Elkana, Y. & Maranta, A. (1998). Verantwortungsvoller Umgang mit Wissenschaft als Aufgabe der Bildung. *Beiträge zur Lehrerinnen- und Lehrerbildung*, 16(1), 78–85. https://www.pedocs.de/volltexte/2017/13375/pdf/BZL_1998_1_78_85.pdf (05.06.2024).

Feuser, G. (2018). Zur Verantwortung von Theoriebildung, Praxis und Forschung für eine durch Aufklärung und Solidarität bestimmte Bildung. In F. Ewald, P. Wilfried, E. Prammer-Semmler, C. Kladnik, M. Leibetseder & R. Wimberger (Hrsg.), *System. Wandel. Entwicklung* (S. 21–39). Bad Heilbrunn: Julius Klinkhardt.

Foucault, M. (1995a). *Überwachen und Strafen. Die Geburt des Gefängnisses* (11. Aufl.). Frankfurt a. M.: Suhrkamp.

Foucault, M. (1995b). *Wahnsinn und Gesellschaft. Eine Geschichte des Wahns im Zeitalter der Vernunft* (11. Aufl.). Frankfurt a. M.: Suhrkamp.

Horkheimer, M. & Adorno, T. W. (1947). *Dialektik der Aufklärung. Philosophische Fragmente [Friedrich Pollock zum 50. Geburtstag]*. Unter Mitarbeit von Friedrich Pollock. Amsterdam: Querido-Verlag.

Jantzen, W. (2018). *»Es kommt darauf an, sich zu verändern …«. Zur Methodologie und Praxis rehistorisierender Diagnostik und Intervention*. (2. Aufl.). Gießen: Psychosozial-Verlag.

Judt, T. (2011). *Das vergessene 20. Jahrhundert. Die Rückkehr des politischen Intellektuellen*. Frankfurt a. M.: Fischer.

Kanner, L. (1949). Problems of nosology and psychodynamics of early infantile autism. *American Journal of Orthopsychiatry*.

Kuhse, H., Singer, P. & Schust, J. (1993). *Muß dieses Kind am Leben bleiben? Das Problem schwerstgeschädigter Neugeborener* (1. deutsche von Kuhse und Singer überarb. und erw. Ausgabe) Erlangen: Fischer.

Kunter, M. (1987). Schädeloperationen seit der Steinzeit. Hohe Überlebensrate frühgeschichtlicher Schädelöffnungen. *Spiegel der Forschung,* (1), 25–27.

Laing, R. D. (1984). *Knoten.* Reinbek bei Hamburg: Rowohlt.

Lyotard, J.-F. (1986). Das postmoderne Wissen. Ein Bericht (vollst. überarb. Fassung). Graz, Wien: Böhlau.

Peirce, C. S. (1931–1935). Collected Papers of Charles Sanders Peirce. Hrsg. von Charles Hartshorne und Paul Weiss. Cambridge, Mass. http://www.textlog.de/peirce_pragmatism.html (05.06.2024).

Rödler, P. (2021). Autismus und Wissenschaft – die Angst vor dem Fremden. *Menschen.* https://www.zeitschriftmenschen.at/content/view/full/119501/(hash)/d41d8cd98f00b204e9800998ecf8427e (05.06.2024).

Seguin, E. (1912). *Die Idiotie und ihre Behandlung nach physiologischer Methode.* Nach der englischen Ausgabe des Lehrerkollegiums der Columbia Universität aus dem Jahr 1907 und nach einer ersten Übersetzung von Heinrich Neumann (Wien) bearbeitet und mit der Bewilligung der Witwe Seguins. Unter Mitarbeit von Dr. S. Kreenberger (Hrsg.). Wien: Verlag von Karl Graeser.

Sève, L. (1973). *Marxismus und Theorie der Persönlichkeit* (2. Aufl.). Frankfurt a. M.: Verlag Marxistische Blätter.

Stanley, S. M. (1983). *Der neue Fahrplan der Evolution. Fossilien, Gene und der Ursprung der Arten.* München: Harnack.

Sullivan, H. S. (1976). *Das psychotherapeutische Gespräch. Beiträge zur modernen Psychoanalyse und Psychotherapie.* Frankfurt a. M.: Fischer.

van Krevelen, D. A. (1963). The relationship between early infantile autism and autistic psychopathy. *acta paedopsychiatrica,* 303–323.

Vorwort des Autors

Das vorliegende Buch beruht auf einem 2018 im Fachjournal *Molecular Autism* publizierten Beitrag, der das Bild von Hans Asperger und seiner Rolle während des Nationalsozialismus nachhaltig verändert hat. 2019 erschien in Barcelona (NED Verlag) eine Übersetzung auf Spanisch, die vor allem in Lateinamerika auf großes Interesse stieß. Für die deutsche Fassung wurde der Text mit zahlreichen neuen Literaturangaben aktualisiert und durch ein Nachwort über die ausgelösten Debatten ergänzt.

Ich bin zahlreichen Menschen zu Dank verpflichtet: Daniel Stosiek für die Erstellung der deutschen Rohfassung; Peter Rödler für sein engagiertes und einsichtsvolles Vorwort; der Luria Gesellschaft für die Finanzierung der Publikation; dem Psychosozial-Verlag und Julia Stein für die professionelle Zusammenarbeit und das präzise Lektorat sowie Clemens Jobst für die Hilfe bei der Erstellung der Literaturliste. Im Zusammenhang mit der ursprünglichen Arbeit gilt mein besonderer Dank für zahlreiche hilfreiche Kommentare Ernst Berger, Wolfgang Neugebauer, William Seidelman, John Donvan, Caren Zucker und den drei anonymen Gutachter:innen für Molecular Autism. Roxane Sousek, Jan Tuczek und Marion Zingler halfen bei Archivrecherchen. Ich danke auch dem Wiener Stadt- und Landesarchiv sowie allen anderen Archiven, welche die in dieser Arbeit verwendeten Quellenmaterialien zur Verfügung gestellt haben. Arnold Pollak (der frühere Direktor der Wiener Universitätskinderklinik) unterstützte meine Forschungen bereits in ihrem Anfangsstadium und gab mir die Möglichkeit, 2010 im Rahmen eines Symposiums im Wiener Rathaus erste Ergebnisse zur Rolle Aspergers im Nationalsozialismus vorzustellen. Unter den Teilnehmer:innen war neben Lorna Wing (der »Erfinderin« des Asperger-Syndroms als offizielle Diagnose) auch Francesca Happé – Mitglied jener Arbeitsgruppe, die dafür verantwortlich war, dass das Syndrom in der Fassung von 2013 des einflussreichen Diagnosehandbuches der American

Psychiatric Association (DSM-V) nicht mehr als eigenständiges Krankheitsbild aufscheint.

Einleitung

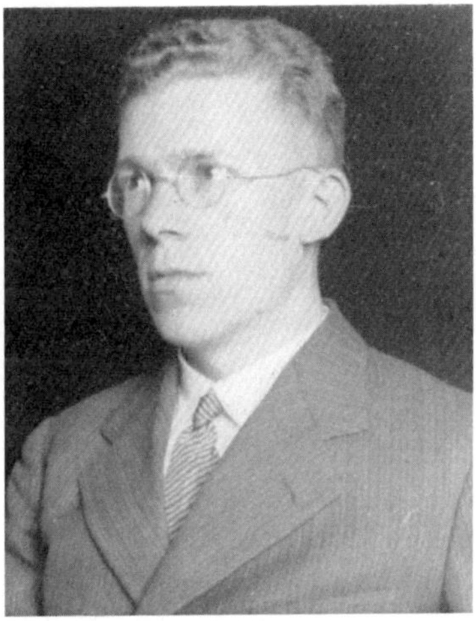

Abbildung 1: Hans Asperger (1906–1980) auf einem Foto aus seiner Personalakte, ca. 1940

Trotz der internationalen Bekanntheit von Hans Asperger (Abbildung 1) als einem der Pioniere in der Geschichte des Autismus und als Namensgeber des Asperger-Syndroms ist über sein Leben und seinen Werdegang bislang nur wenig bekannt. Dies ist überraschend, wirft seine erfolgreiche Karriere in Wien während der NS-Herrschaft doch Fragen hinsichtlich möglicher politischer oder beruflicher Verwicklungen in den Nationalsozialismus auf. Die vorhandene Literatur zum Thema neigt dazu, diese Möglichkeit herunterzuspielen beziehungsweise zu übersehen oder sogar eine aktiv widerständige Haltung Aspergers anzunehmen. Bis auf wenige Ausnahmen stützen sich diese Einschätzungen jedoch auf eine begrenzte Anzahl von Quellen: einige wenige Passagen aus Aspergers Veröffentlichungen während der NS-Zeit – zu nennen sind hier insbesondere ein Vortrag von 1938 mit ersten Hinweisen auf die »autistischen Psychopathen« (Asperger, 1938) und seine 1944 veröffentlichte Habilitationsschrift (Asperger, 1944a)[1] – sowie Aussagen von Asperger selbst und von ihm nahestehenden

1 Ein Exemplar der 1942 eingereichten Habilitationsschrift befindet sich in der Bibliothek der Universität Wien. Es ist praktisch textgleich mit der 1944 im *Archiv für Psychiatrie und Nervenheilkunde* veröffentlichten Fassung.

Personen aus der Zeit nach 1945 (am wichtigsten ein Radiointerview aus dem Jahr 1974[2]).

Ziel dieser Arbeit ist es, auf Basis umfangreicher Archivrecherchen Aspergers Leben und Karriere während des Nationalsozialismus darzustellen und die bestehenden Narrative im Licht der historischen Evidenz zu überprüfen. Dabei tritt das Bild eines Mannes zutage, dem es trotz seiner scheinbaren politischen und ideologischen Distanz zum NS-Regime gelang, seine Karriere wesentlich voranzutreiben. Dazu trugen nicht zuletzt Gelegenheiten bei, die sich durch die politischen Umwälzungen im Zuge der Annexion Österreichs durch Deutschland im März 1938 ergaben, insbesondere der Ausschluss und die Vertreibung der jüdischen Kollegen (und einzelner Kolleginnen; zur Vertreibung der Juden von der Universitätsklinik, die bereits vor 1938 begann, siehe Hubenstorf, 2005 sowie weiter unten). Wie ich zeigen werde, wurde diese Karriere durch Aspergers politische Zugeständnisse an die NS-Ideologie ermöglicht. Dies bedeutete auch ein gewisses Maß an Kollaboration mit dem Apparat der »Rassenhygiene« einschließlich der sogenannten »Kindereuthanasie«.

Die Analyse der von Asperger und seinen Kolleg:innen zwischen 1928 und 1944 angelegten Patientenakten – ein zentraler Quellenbestand, der lange als im Krieg zerstört gegolten hatte – wirft neues Licht auf das Schicksal von Aspergers Patient:innen während der NS-Zeit (die darin enthaltenen Gutachten Aspergers spielen im Folgenden immer wieder eine Rolle).

Eine Durchsicht der Literatur über Aspergers Leben und seinen Werdegang zeigt die aktuellen Bruchlinien in der Darstellung seiner Rolle im Nationalsozialismus. Lorna Wings bahnbrechende Arbeit von 1981, die den Begriff »Asperger-Syndrom« populär machte, ging auf den historischen Kontext von Aspergers Werk nicht ein (Wing, 1981). Auch in Uta Friths 1991 erschienenem Buchkapitel »Asperger und sein Syndrom«, das einige Seiten über Aspergers persönliche und berufliche Biografie im Wien der 1930er und 1940er Jahre enthält, ist der Nationalsozialismus kaum erwähnt. Auf Grundlage ihrer Lektüre von Aspergers Artikel von 1944 über »autistische Psychopathen« erklärte sie: »Asperger lagen diese Kinder eindeutig am Herzen, die in den Augen der meisten Menschen einfach un-

2 Österreichischer Rundfunk (ORF), Geschichten und Geschichte. Autobiographische Aussagen von Hans Asperger. Zuerst gesendet am 24. Dezember 1974. https://www.mediathek.at (02.06.2024).

ausstehliche Bälger waren« (Frith, 1991a, S. 7). Ihr Text etablierte die seither verbreitete Sichtweise bezüglich Aspergers Verhalten während der NS-Zeit, nämlich dass er seine Patient:innen unter großem persönlichen Risiko gegen das Regime verteidigt hätte: »Weit davon entfernt, die Außenseiter zu verachten, widmete er sich ihrer Sache – und dies zu einer Zeit, in der die Loyalität gegenüber Außenseitern nichts weniger als gefährlich war.« Sie verteidigte Asperger auch gegen Vorwürfe einer »Loyalität gegenüber der NS-Ideologie«, die aufgrund seines frühen Engagements in der deutschen Jugendbewegung erhoben worden waren (ebd., S. 10). Diesen Zusammenhang stellte unter anderen Eric Schopler her, einer der schärfsten Kritiker Aspergers – er hatte aber offenbar keine Belege zur Untermauerung seiner Vorwürfe.[3] Als Frith eine kommentierte Übersetzung von Aspergers Arbeit von 1944 veröffentlichte, war ihr einziger Kommentar zu deren Entstehung im Wien der NS-Zeit, dass diese nur einen einzigen Verweis auf die »faschistische Ideologie [enthielt] zu einer Zeit, in der es opportun gewesen wäre, noch viel mehr solcher Verweise zu machen« (Frith, 1991b, S. 86).[4]

Der erste Aufsatz, der sich explizit mit Aspergers Rolle im Nationalsozialismus befasste, stammte von Britta Schirmer (Schirmer, 2002). Ihre

3 Im Jahr 1998 verwies Schopler auf Aspergers Verbindungen zur deutschen Jugendbewegung, um daraus einen Bias in Aspergers ursprünglichem Untersuchungssample abzuleiten und damit dessen Arbeit über den Autismus infrage zu stellen (Schopler, 1998, S. 387). Die Bedeutung der Jugendbewegung für die Herausbildung von Aspergers politischen und ideologischen Einstellungen wird im Kapitel »Aspergers politische Vergangenheit vor 1938« untersucht; es gibt jedenfalls keinen nachweisbaren Zusammenhang mit der Zusammensetzung seiner Patientenpopulation.

4 Uta Friths Übersetzung wich in zumindest zwei Aspekten vom Original ab: Sie strich die »allgemeine und etwas weitschweifige« Einleitung und entschied, Aspergers Wortwahl »mit der heutigen Terminologie in Einklang zu bringen«. So übersetzte sie die von Asperger verwendeten Begriffe »autistische Psychopathen« oder schlicht »Persönlichkeitsstörung« mit »autism« und »autistic personality disorder« (Frith, 1991b, S. 37). In der Beschreibung von Hellmuth wurde »die ganze Persönlichkeitsstörung, die hier besteht« zu »his autism« (ebd., S. 67; Asperger, 1944a, S. 111). Frith änderte auch den Titel der Arbeit, indem sie »autistische Psychopathen« als »autistic psychopathy« wiedergab. Diese semantischen Verschiebungen haben für die meisten Leser:innen wohl keine große Bedeutung, aber sie beeinträchtigen die Zuverlässigkeit des übersetzten Textes als Grundlage einer historischen Analyse der frühen Geschichte des Autismus-Konzepts, für die der Einfluss Eugen Bleulers auf Asperger von zentraler Bedeutung war (für neuere Literatur zur Genese des Autismuskonzepts siehe Fußnote 10).

Position ging bereits aus dem Untertitel deutlich hervor: »Hans Aspergers Verteidigung der ›autistischen Psychopathen‹ gegen die NS-Eugenik«. Ihre Argumentation stützte sich auf Aspergers Arbeit »Das psychisch abnorme Kind« (Asperger, 1938), aus der sie ähnliche Schlussfolgerungen zog wie zuvor Uta Frith. Ein ebenfalls in deutscher Sprache verfasster Aufsatz von Helmut Gröger aus dem Jahr 2003 untersuchte mögliche Einflüsse der NS-Rassenideologie auf Aspergers Veröffentlichungen. Gröger zitierte nicht weniger als 23 Publikationen Aspergers aus den Jahren 1937 bis 1974 und kam zu dem Schluss, dass Asperger allgemein vor »rassenideologischen Themen« ausgewichen wäre und eine »kritisch differenzierte Haltung« eingenommen hätte (Gröger, 2003, S. 204, 206).[5] Im Einklang mit den anderen hier zitierten Autor:innen hielt Gröger Asperger zugute, dass dieser sich für seine Patient:innen eingesetzt, ihren Wert als Menschen verteidigt und eine aufwändige individuelle Förderung eingefordert hätte (ebd., S. 204f., 210).

Interessanterweise erwähnte Gröger – ohne weiter auf die damit verbundenen Implikationen einzugehen –, dass Aspergers Name in der Krankenakte eines dreijährigen Mädchens mit geistiger Behinderung »aufscheint«, das in die »Kindereuthanasie«-Klinik Am Spiegelgrund in Wien eingewiesen wurde (ebd., S. 209). Wie ich im Kapitel »Grenzen der ›Bildungsfähigkeit‹« darlege, wurde Herta Schreiber, das fragliche Mädchen, tatsächlich auf Aspergers Anweisung in die »Kindereuthanasie«-Klinik Am Spiegelgrund verlegt und starb dort zwei Monate später.

Ab 2005 zeigten sich erste Risse im apologetischen Narrativ von Aspergers Rolle im Nationalsozialismus. Michael Hubenstorf stellte in einem ausführlichen Buchkapitel über die Geschichte der Wiener Universitätskinderklinik, an der Asperger arbeitete, eine Vielzahl bisher unbekannter Aspekte von Aspergers Karriere dar. Die engen Verbindungen zwischen der Kinderklinik und der »Euthanasie«-Einrichtung Am Spiegelgrund, einschließlich der Verbindungen zwischen Asperger und dem Direktor dieser Einrichtung, Erwin Jekelius (1905–1952, Abbildung 2), sind für das Thema dieser Arbeit von besonderer Bedeutung (Hubenstorf, 2005, S. 171ff.). Hubenstorf do-

5 Einer der von Gröger für die von ihm konstatierte »kritisch differenzierte Haltung« angeführten Belege ist Aspergers Feststellung, dass die von ihm beschriebene Störung keinem einfachen Erbgang folgt (Asperger, 1944a, S. 128). Für eine kritische Diskussion dieses und anderer hier erwähnter Argumente, siehe das Kapitel »›… so tun wir damit auch unserem Volk den besten Dienst‹: Asperger und die ›Rassenhygiene‹«.

kumentierte auch die Beziehungen zwischen Asperger und dessen Mentor Franz Hamburger, einem glühenden NS-Anhänger (ebd., S. 93, 118f., 126–135, 191ff.; siehe dazu »›… so tun wir damit auch unserem Volk den besten Dienst‹ – Asperger und die ›Rassenhygiene‹« und die zwei darauffolgenden Kapitel). Aspergers Tochter, Maria Asperger Felder, veröffentlichte auf Grundlage von Hubenstorfs Arbeit, persönlichen Dokumenten und eigenen Erinnerungen ihrerseits ein nuanciertes Porträt ihres Vaters. Sie scheute nicht davor zurück, dessen mögliche Verwicklung in den Nationalsozialismus aufzuzeigen, trug aber keine wesentlichen neuen Fakten dazu bei (Asperger Felder, 2008). Daniel Kondziella (2009, S. 59) reihte Hans Asperger in einem Beitrag über 30 mit der NS-Zeit verbundene Namensgeber neurologischer Begriffe unter Berufung auf Schirmer (2002) unter die Ärzte mit einer »ambivalenten Rolle«; er wäre »aus unklaren Gründen der Sympathie für die Politik des NS-Regimes beschuldigt worden«, während er auch »geistig behinderte Kinder vorsichtig verteidigt hätte«.[6]

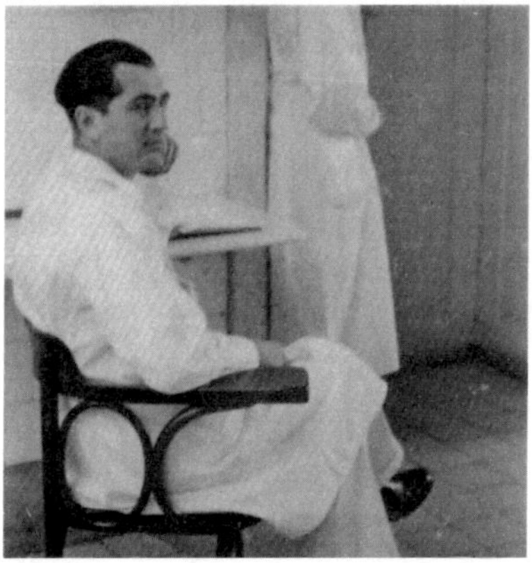

Abbildung 2: Aspergers Kollege Erwin Jekelius war während der NS-Zeit Direktor der »Kindereuthanasie«-Anstalt Am Spiegelgrund und Koordinator der Gasmordaktion »T4« im Wiener Raum

Einige vorläufige Ergebnisse meiner eigenen Forschungen wurden 2010 auf einem Symposium anlässlich des 30. Todestages von Asperger vorgestellt und im Konferenzband veröffentlicht (Czech, 2015; siehe auch Czech, 2014b, S. 201, 206, 217). In dem Band argumentierte Helmut Gröger analog zu dem bereits zitierten Artikel von 2003 (Gröger, 2015), während Roxane Sousek auf problematische Aspekte von Aspergers Aktivitäten hinwies (Sousek, 2015, S. 19). Auch Ina Friedmann verzichtete darauf, ein idealisiertes Bild von Asperger und der österreichischen Schule der Heilpädagogik fortzuschreiben (Friedmann, 2013; Friedmann, 2016a; Friedmann, 2016b).

6 Zur Frage belasteter Eponyme siehe unter anderem Harper (1996), Kondziella (2009), Seidelman (2018) und zuletzt Czech et al. (2023).

Während sich somit in deutschsprachigen Publikationen zunehmend Hinweise auf die problematischen Aspekte von Aspergers Karriere abzuzeichnen begannen, perpetuierten Autor:innen im angelsächsischen Sprachraum, gestützt auf die wenigen ihnen zugänglichen Quellen, häufig weiterhin ein überwiegend apologetisches Narrativ. 2007 wurde in einem Brief an die Redaktion einer der führenden Autismus-Zeitschriften behauptet, Asperger habe »versucht, diese Kinder davor zu schützen, während des Zweiten Weltkriegs in Konzentrationslager geschickt zu werden« (Lyons & Fitzgerald, 2007b, S. 2020). Diese Aussage ist bestenfalls verwirrend, die »Kindereuthanasie« hatte nichts mit Konzentrationslagern zu tun.[7]

Adam Feinsteins Buch von 2010 zur Geschichte des Autismus illustrierte die zunehmende Kluft zwischen der englischsprachigen und der deutschsprachigen Literatur. Der Autor bezeichnete die zustimmenden Verweise auf die NS-Ideologie in einigen von Aspergers Schriften als eine bewusste Taktik, um »die Nazis« über seine wahren Absichten zu täuschen, nämlich seine Patient:innen zu schützen. Eine wesentliche Stütze für dieses Argument war Aspergers Behauptung, dass er wegen seiner Haltung gegen die NS-Rassenpolitik kurz vor einer Verhaftung durch die Gestapo gestanden wäre (Feinstein, 2010, S. 15ff.). Steve Silbermans populärwissenschaftliches Buch *NeuroTribes* von 2015 propagierte ebenfalls das Narrativ von Asperger als einem Oskar Schindler vergleichbaren Beschützer von Kindern mit Autismus. Eine Strategie Aspergers hätte angeblich darin bestanden, dass er »absichtlich seine ›vielversprechendsten‹ Fälle hervorgehoben hätte, um den Zorn der Nazis abzulenken« (Silberman, 2015, S. 216). Was Aspergers Verhalten während des Nationalsozialismus betrifft, so entsprechen Silbermans Argumentation und die dafür vorgelegten Belege weitgehend jenen von Adam Feinstein und einigen der anderen bereits erwähnten Texte (Silberman, 2015, S. 108f., 128f., 137f.). Das Kapitel »›... so tun wir damit auch unserem Volk den besten Dienst‹ – Asperger und die ›Rassenhygiene‹« ist einer Diskussion dieser und ähnlicher Behauptungen gewidmet.

Einer von Silbermans neuen Befunden betrifft die Frage der jeweiligen Rollen von Asperger und Leo Kanner bei der »Entdeckung« des Autismus. Georg Frankl (1897–1975[8]), ein enger Mitarbeiter Aspergers, ver-

7 Die als Beleg für die Behauptung angegebene Quelle, eine am 4. Juli 2006 aufgerufene Online-Publikation von Colin Müller, ist nicht mehr verfügbar.

8 Nach Boven (2022, S. 23), starb Frankl im Jahr 1975 und nicht, wie anderswo angegeben, 1976.

ließ 1937 Wien und ging in die Vereinigten Staaten, um dort mit Leo Kanner zusammenzuarbeiten (ebd., insbesondere S. 167f., 180). Diese Information gab früheren Mutmaßungen neuen Stoff, dass Kanner vor seinen eigenen Veröffentlichungen zu diesem Thema von Aspergers Arbeit erfahren hatte.[9] Dafür spricht, dass Asperger die »autistische Psychopathie« bereits 1938 in einer Publikation (Asperger, 1938) erwähnt hatte, Jahre vor seiner bekannteren Habilitationsschrift (Asperger, 1944a), und dass der in Österreich geborene Kanner Zugang zu deutschsprachigen medizinischen Publikationen hatte (Lyons & Fitzgerald, 2007a; Fitzgerald, 2008).[10]

John Donvan und Caren Zuckers Buch *In a Different Key* war die erste englischsprachige Publikation, die mit dem Narrativ von Asperger als aktivem Gegner der nationalsozialistischen »Rassenhygiene« brach und kritische, bislang unbekannte Elemente in die Debatte über seinen Werdegang in der Nazizeit einbrachte. Diese Verschiebung ging hauptsächlich auf Quellen zurück, die ich für das Buch zur Verfügung gestellt hatte und die im Folgenden ausführlich dargestellt werden (Donvan & Zucker, 2016, S. 316–341).[11]

9 Unabhängig von Silberman stieß auch Haswell Todd (2015) auf die Rolle von Georg Frankl in der frühen Geschichte des Autismus, wobei er diesem eine eigenständigere wissenschaftliche Rolle zuschreibt, siehe dazu auch das Nachwort.

10 Die Zeitschrift, in der Asperger seinen Beitrag 1938 veröffentlichte, ist in der Bibliothek der Johns Hopkins University (Kanners Arbeitsstätte) vorhanden (https://catalyst.library.jhu.edu, 03.06.2024). Der Band 1938 trägt einen Vermerk, dass der Eingang tatsächlich 1938 erfolgte (persönliche Mitteilung Daniel Bell, Welch Medical Library, Johns Hopkins University, 1. August 2016). Für eine Verteidigung von Kanners Priorität siehe Harris (2016) und Vicedo & Ilerbaig (2021). Eine Reihe von neueren Arbeiten sprechen Frankl und seiner Ehefrau Anni Weiss eine stärkere und eigenständige Rolle in der Konzeption des Autismus zu, gestützt vor allem auf deren eigene wissenschaftliche Publikationen und die Seniorität gegenüber Asperger (Robison, 2017, leider mit einigen Ungenauigkeiten und ohne präzise Quellennachweise; Muratori & Bizzari, 2019a, 2019b, 2020; Muratori, Calderoni & Bizarri, 2021; etwas polemisch Dluzak, 2021; zuletzt vor allem Boven, 2022. Siehe dazu auch das Nachwort). Gleichzeitig ist eine Neubewertung früherer Beschreibungen von autismusähnlichen klinischen Bildern im Gang, was insbesondere mit einer stärkeren Anerkennung der in Kiew und später Moskau tätigen Kinder- und Jugendpsychiaterin Grunja Jefimowna Sucharewa verbunden ist (Manouilenko & Bejerot, 2015; Sher & Gibson, 2021; New & Kyuchukov, 2022).

11 Die Entscheidung, Ergebnisse meiner Arbeit mit den beiden zu teilen, erfolgte nach einem Treffen mit John Donvan im September 2014 in Washington, D.C. Er hatte mich kontaktiert, nachdem er aus österreichischen Medien von meinen Forschungen erfah-

Obwohl das genaue Verhältnis Aspergers zum Nationalsozialismus seit geraumer Zeit als ungelöstes Problem im Raum steht, wurden die notwendigen Fragen bisher offensichtlich entweder gar nicht gestellt oder auf der Grundlage einer zu begrenzten Zahl von Quellen beantwortet. Im Folgenden werde ich versuchen, ein facettenreicheres Bild sowohl von Aspergers Karriere während der NS-Zeit als auch vom historischen Kontext der Begründung des Autismusbegriffes zu zeichnen, und zwar auf der Grundlage einer umfangreichen Zusammenstellung von Quellen, von denen viele hier zum ersten Mal vorgestellt werden.[12]

Die vorliegende Arbeit basiert auf einer qualitativen Analyse von Dokumenten aus Archiven in Österreich und (in geringerem Umfang) Deutschland zu Hans Aspergers Leben, Wirken und politischer Orientierung sowie einer Auswertung seiner eigenen Publikationen, von denen die meisten bisher nicht im Hinblick auf die hier aufgeworfenen Fragen untersucht worden sind. Zu den Archivquellen gehören unter anderem Aspergers Personalakten, Einschätzungen seiner politischen Einstellung aus dem Bereich der NSDAP sowie Krankenakten verschiedener Institutionen, vor allem der »Kindereuthanasie«-Anstalt Am Spiegelgrund und der heilpädagogischen Station Aspergers. Anders als mehrfach behauptet (Hippler & Klicpera, 2005, S. 37; Hippler, 2013, S. 22; Silberman, 2015, S. 140) wurden die Akten der heilpädagogischen Station nicht im Krieg vernichtet. Abgesehen von einer Lücke zwischen 1945 und 1969 werden diese Dokumente (die bis ins Jahr 1912 zurückreichen) heute im Wiener Stadt- und Landesarchiv aufbewahrt.[13] Sie betreffen jene Kinder, die stationär aufgenommen wurden; die Unterlagen über die weitaus größere Zahl

ren hatte (Hager, 2014). Silberman ist zugutezuhalten, dass er die neuen, gegen Asperger sprechenden Belege in neueren Auflagen seines Buches zitiert.

12 Auf die seit 2018 erschienene Literatur gehe ich im Nachwort ein. Dabei ist vor allem Edith Sheffers (2018) einflussreiches, kurz nach meinem – dem vorliegenden Text zugrundeliegenden – Beitrag in *Molecular Autism* (Czech, 2018) veröffentlichtes Buch zu erwähnen. Außerdem hat Ina Friedmann inzwischen eine Dissertation über die Geschichte der Wiener heilpädagogischen Station vorgelegt (Friedmann, 2020b; Buchfassung 2022).

13 Wiener Stadt- und Landesarchiv (WStLA), 1.3.2.209.1.A47, Kinderklinik; Heilpädagogische Station: Krankengeschichten. Die Akten wurden an der Universitäts-Kinderklinik aufgefunden und 2004 an das Archiv übergeben: WAIS – Wiener Archivinformationssystem. Vollansicht Serie 1.3.2.209.1.A47. 2004/2005. https://www.wien.gv.at/actaproweb2/benutzung/index.xhtml (03.06.2024).

der in der Ambulanz untersuchten Kinder sind verloren gegangen. Aus den kritischen Jahren 1938 bis 1944 sind 1.012 Fallakten erhalten geblieben. Zwischen 1940 und 1944 waren 62,7 Prozent der aufgenommenen Kinder Jungen und 37,3 Prozent Mädchen. Abgesehen von einer Reihe wiederkehrender Elemente (wie zum Beispiel Aufnahmeformulare) variieren die Akten in Inhalt und Umfang. Es kann nicht ausgeschlossen werden, dass einzelne Dokumente oder ganze Akten verloren gegangen sind oder Dokumente entfernt wurden. Diese Unterlagen werden hier zum ersten Mal analysiert.

Aspergers Karriere vor 1938

1911 eröffnete Erwin Lazar (1877–1932) die heilpädagogische Station an der Universitätskinderklinik (Teil des Wiener Allgemeinen Krankenhauses), die unter ihrem Direktor Clemens von Pirquet (1874–1929) internationales Renommee erlangt hatte (Lazar, 1923, S. 161; Hubenstorf, 2002, S. 320).[14] Lazar betrachtete die Heilpädagogik als direkten Abkömmling der Psychiatrie, obwohl die klassischen psychiatrischen Krankheiten wie Psychosen kaum unter den von ihm behandelten Kindern vorkamen. Stattdessen schrieb er der großen Mehrheit seiner Patient:innen eine Psychopathie beziehungsweise soziale und psychische »Gleichgewichtsstörungen« zu. Die meisten der Kinder und Jugendlichen – 1925 erwähnte er eine Zahl von jährlich 5.000 – kamen in die Ambulanz. Nur eine relativ kleine Anzahl – komplizierte oder klinisch besonders interessante Fälle – wurde über längere Zeiträume aufgenommen. Viele Kinder wurden durch Institutionen der Fürsorge, die Polizei oder Gerichte überwiesen. Lazars Heilpädagogik nahm eine Vielfalt an Einflüssen auf, unter anderem Cesare Lombrosos Kriminalbiologie, Ernst Kretschmers Konstitutionslehre und Sigmund Freuds Psychoanalyse (Lazar, 1923).

Asperger trat im Mai 1931 unter Pirquets Nachfolger Franz Hamburger (1874–1954) in die Kinderklinik ein. Ab 1932 arbeitete er als Hilfsarzt

14 Ein US-amerikanischer Besucher beschrieb die Station 1935 als »einmalig« und »die einzige ihrer Art in Europa«. Er war vor allem überrascht von dem methodischen und theoretischen Eklektizismus, einer »merkbaren Abwesenheit von dem, was üblicherweise unter strengen Methoden, Apparaten, Statistiken, Formeln und Slogans verstanden wird«, sowie einem »hoch subjektiven Zugang«, die die Abteilung in seinen Augen von zeitgenössischen wissenschaftlichen Standards abhoben (Michaels, 1935, S. 266, 274). Der Beitrag, verfasst vor Aspergers Übernahme der Leitung im Mai 1935, vermittelt ein eindringliches Bild von den ungewöhnlichen Methoden, die zu Lazars Vermächtnis gehörten.

an der heilpädagogischen Station der Klinik. Im Mai 1935 übernahm er die Leitung der Station und wurde Assistenzarzt.[15] Asperger war zu diesem Zeitpunkt noch kein Kinderfacharzt und hatte eine einzige Arbeit im Bereich Heilpädagogik veröffentlicht (über Bettnässen; Asperger & Siegl, 1934).[16] Das wirft die Frage auf, warum nicht Aspergers Kollege Georg Frankl die Position erhielt – Frankl war neun Jahre älter und hatte seit 1927 auf der Station gearbeitet.[17] Zwei Jahre nach Aspergers Beförderung emigrierte Frankl in die Vereinigten Staaten, wo er zu Leo Kanner an die Johns-Hopkins-Universität ging (Silberman, 2015, S. 122).[18] Eine weitere hochqualifizierte jüdische Mitarbeiterin, die Psychologin Anni Weiss (1897–1991), die später Frankl heiratete, hatte Österreich bereits 1935 verlassen (Silberman, 2015, S. 122).[19]

Die österreichischen Universitäten waren damals Schauplätze heftiger antijüdischer Agitation (siehe Hanak-Lettner, 2015), was fast sicher ein Faktor in ihrer Entscheidung war, das Land zu verlassen. Jüdische Ärzt:innen sahen sich zunehmend Schwierigkeiten gegenüber, Universitätsstellen zu finden; einige Kliniken und Abteilungen waren für Juden praktisch verschlossen (Hubenstorf, 1988, S. 312). Mit der Ernennung Hamburgers zum Vorstand 1930 wurde die Kinderklinik lange vor der Machtübernahme der Nationalsozialisten zu einer Vorreiterin der antijüdischen Politik (Hubenstorf, 2005, S. 69, 112). Bezüglich Anni Weiss und Valerie Bruck (1894–

15 WStLA, 1.3.2.202, Personalakt Hans Asperger, Asperger an Magistratsdirektion Wien, 16. September 1936, Beilage: Lebenslauf.

16 Eine weitere erschien 1937 (Asperger, 1937) – nicht zu verwechseln mit dem 1938 unter dem gleichen Titel veröffentlichten Beitrag, in dem Asperger (1938) zuerst den Fall eines »autistischen Psychopathen« beschrieb.

17 DÖW 6217, Liste von Gelehrten österreichischen Ursprungs in den Vereinigten Staaten, 1958 (Silberman, 2015, S. 87). Frankl erhielt 1922 sein medizinisches Doktorat und trat 1924 der Wiener Ärztekammer bei (WStLA, 1.3.2.212.K1 Ärzte: Georg Frankl). Frankls Publikationen zeigen, dass er vor Asperger ein etablierter Autor zu heilpädagogischen Themen war (e.g., Bruck, Frankl, Weiss & Zak, 1932; Frankl, 1932; Frankl, 1934; Frankl, 1937a; Frankl, 1937b; Frankl, 1937c; zu Frankl und Weiss siehe außerdem die in Fußnote 10 zitierte Literatur und das Nachwort).

18 Eine Liste von Wissenschaftlern österreichischer Herkunft nennt ihn als »George Frankl, b. 1897; Child Psychiatrist, Kansas Univ. Medical Center, Kansas City«. DÖW 6217, Liste von Gelehrten österreichischen Ursprungs in den Vereinigten Staaten, 1958.

19 »Anni Frankl, born 25 April 1897; Asst. Prof. of Psychology; University of Kansas, Lawrence, Kansas.« DÖW 6217, Liste von Gelehrten österreichischen Ursprungs in den Vereinigten Staaten, 1958.

1961), Aspergers direkte Vorgängerin in der Leitung der heilpädagogischen Station, spielte wohl auch die Feindseligkeit gegenüber berufstätigen Frauen eine Rolle: Das austrofaschistische Regime (1933–1938) versuchte, Frauen aus dem Arbeitsmarkt zu verdrängen – eine Haltung, die NS-Ideologen wie Hamburger teilten (Friedmann, 2013, S. 181).[20]

Hamburger, nach Pirquets unerwartetem Suizid 1929 im darauffolgenden Jahr als dessen Nachfolger berufen, veranlasste an der Klinik weitreichende Veränderungen. Pirquets ehemalige Mitarbeiter:innen, von denen viele jüdisch waren, wurden ersetzt. Die politische Orientierung von Hamburgers Assistenten wird besonders daran deutlich, dass von den habilitierten unter ihnen alle bis auf einen 1945 als Nationalsozialisten entlassen wurden – die Ausnahme war Hans Asperger (Hubenstorf, 2002, S. 320).[21] Unter den von Hamburger neu Eingestellten befand sich Erwin Jekelius, der später für den Tod Tausender Psychiatriepatient:innen und Kinder mit geistigen Behinderungen verantwortlich war. Er arbeitete von August 1933 bis Februar 1936 an der Klinik und verbrachte einen Teil dieser Zeit an der heilpädagogischen Station.[22] Ein weiteres Ergebnis von Hamburgers Einfluss war ein starker Niedergang bei wissenschaftlichen Standards und Ergebnissen (Hubenstorf, 2005, S. 87ff., 104, 117f.).

Hamburger und Jekelius waren nicht die einzigen glühenden NS-Anhänger, mit denen Asperger während seiner frühen Karriere engen beruflichen Kontakt hatte. Im Jahr 1932 verfasste er eine Arbeit mit Erwin Risak (1899–1968), der 1931 während einiger Wochen sein Kollege an der 3. medizinischen Universitätsklinik gewesen war (Risak & Asperger, 1932).[23] Unter Franz Chvostek junior (1864–1944) war die Klinik bekannt als Brutstätte deutschnationaler und nationalsozialistischer Agitation. Risak wurde Assistent bei Hans Eppinger junior (1879–1946), Leiter der 1. medizinischen Klinik und später involviert in die Meerwassertrink-

20 Asperger vermittelte in späteren Jahren den Eindruck, er wäre der direkte Nachfolger von Erwin Lazar gewesen; tatsächlich war es Bruck, die ihn in die an der Wiener Abteilung praktizierte Heilpädagogik einführte (Hubenstorf, 2005, S. 118f.).

21 Nachdem er der NSDAP nicht beigetreten war, galt Asperger 1945 als politisch nicht belastet und war von den Entnazifizierungsmaßnahmen nicht betroffen. Zu den Details siehe das Kapitel über Asperger in der Nachkriegszeit.

22 WStLA, 1.3.2.202, Personalakt Erwin Jekelius (siehe auch Ertl, 2016, S. 168). Ein von Jekelius (1936) veröffentlichter Beitrag bezieht sich auf die Patient:innen der Station.

23 Universitätsarchiv Wien, MED PA 17, Personalakt Hans Asperger, »Curriculum vitae«, ohne Datum.

versuche in Dachau.[24] Nach dem Anschluss wurde Risak zu einer der Galionsfiguren der NSDAP in der Wiener medizinischen Fakultät – zusammen mit Personen wie Hamburger, dem Anatomen Eduard Pernkopf (1888–1955) und anderen (Hubenstorf, 2005, S. 129).

Was auch immer die konkreten Beweggründe für die Entscheidung Hamburgers waren, Asperger 1935 zum Leiter der heilpädagogischen Abteilung zu ernennen, die Beförderung Aspergers wurde durch die antijüdischen und frauenfeindlichen Tendenzen begünstigt, die damals das gesellschaftliche und politische Leben Österreichs beherrschten. Obwohl Asperger sich nicht den Nationalsozialisten anschloss, hatte er aufgrund seiner deutschnational-völkischen Einstellung mit Hamburger und dessen Netzwerk erhebliche ideologische Gemeinsamkeiten, die es ihm ermöglichten, sich ohne ersichtliche Reibungen einzufügen. Als nach dem Anschluss die antijüdische Verfolgung zur staatlichen Politik wurde, galten 65 Prozent der Wiener Ärzt:innen nach den Nürnberger Gesetzen als jüdisch, darunter 77 Kinderärzt:innen (das entsprach 70 Prozent der Kinderfachärzte). Bezeichnenderweise war bereits vor dem Anschluss im März 1938 kein einziger jüdischer Kinderarzt mit Habilitation mehr an Hamburgers Klinik tätig (ebd., S. 71ff., 112).[25]

Asperger besaß die vorbehaltlose Unterstützung von Franz Hamburger, auch wenn er nicht zum Kreis der illegalen NS-Aktivisten an der Klinik gehörte. In einem von politischen Auseinandersetzungen und einem schwierigen Arbeitsmarkt geprägten Umfeld erreichte Asperger bereits in jungen Jahren die prominenteste Position Österreichs im expandierenden Gebiet der Heilpädagogik. Diese sollte bald gezwungen sein, ihren Platz in der neuen Ordnung des NS-Staates zu finden.

24 Eppinger nahm sich 1946 das Leben, vermutlich weil er eine Anklage in Nürnberg wegen seiner Beteiligung an Menschenversuchen im Konzentrationslager Dachau befürchtete (Weindling, 2017). Asperger publizierte nur selten mit Co-Autoren; zwischen 1930 und 1952 publizierte er – außer mit Risak – mit Josef Feldner (den er als seinen Lehrer an der Klinik betrachtete, mehr zu ihm weiter unten) und drei Kollegen aus dem Kreis der Assistenten Hamburgers.

25 Über die Gruppe der Hilfsärzt:innen und Assistent:innen ohne Habilitation (wie Asperger und Georg Frankl) ist viel weniger bekannt. Es ist unklar, ob nach Frankls Weggang 1937 noch jüdische Mitarbeiter:innen verblieben.

Aspergers politische Orientierung vor 1938

Um zu verstehen, wie sich Asperger nach dem März 1938 gegenüber dem NS-Regime positionierte, ist es zunächst notwendig, seine politische Orientierung während seiner prägenden Jahre zu untersuchen, als noch eine Bandbreite politischer Optionen zur Auswahl stand. Dies wird helfen zu erklären, warum Asperger 1938 genügend gemeinsamen Boden mit dem Nationalsozialismus fand, um sich in den Augen der Partei als glaubwürdiger Mitläufer zu etablieren, ohne den Nationalsozialismus direkt anzunehmen.

Nach Aspergers eigenen Worten war seine prägende Erfahrung in der polarisierten politischen Landschaft im Österreich der Zwischenkriegszeit die Mitgliedschaft im sogenannten Bund Neuland, einer katholischen Jugendorganisation mit Schwerpunkt auf Aktivitäten im Freien, mit Wurzeln im völkisch-deutschnational geprägten Wandervogel beziehungsweise der deutschen Jugendbewegung (Hubenstorf, 2005, S. 192f.). 1914 hatten 92 Prozent der Wandervogelgruppen (in Deutschland und Österreich) keine jüdischen Mitglieder, meist auf Grundlage von dezidierten antijüdischen Beschlüssen (Seewann, 1974a, S. 92ff.).

Der 1921 gegründete Bund Neuland war eine Abspaltung vom Christlich-Deutschen Studentenbund (CDSB), betonte aber seine Verbundenheit mit der deutschen Jugendbewegung, wie sie durch die »Meißner-Formel« repräsentiert wurde – Asperger erwähnte diese noch 1974 als eine Leitlinie für sein Leben.[26] Nach dem Ersten Weltkrieg grassierte im CDSB

26 Österreichischer Rundfunk (ORF), Geschichten und Geschichte. Autobiographische Aussagen von Hans Asperger. Zuerst gesendet am 24. Dezember 1974. https://www.mediathek.at (03.06.2024). Asperger trat dem CDSB im Jahr 1921 oder 1922 bei: Michael Hubenstorf, Hans Asperger-Biographie (unveröffentlichtes Manuskript). In seinem 1974 ausgestrahlten Interview beschrieb Asperger, wie der Bund seine Erfahrungen in

eine aggressive antijüdische Propaganda, einschließlich Aufrufen zum Boykott jüdischer Geschäfte (ebd., S. 175ff.)[27] – Tendenzen, die der Bund Neuland teilte.

Der intellektuelle Einfluss des Bundes war größer, als die Zahl von rund 2.000 Mitgliedern vermuten ließe (Behal, 2009, S. 92).[28] Er definierte sich selbst als christlich, katholisch und großdeutsch und positionierte sich stark gegen alles, was als marxistisch-links, liberal oder modern gesehen wurde, einschließlich der parlamentarischen Demokratie.[29] Es gab ein gewisses Maß an politischer Vielfalt, und der Bund wird manchmal als eine sozial fortschrittliche katholische Organisation eingestuft, weil einige Mitglieder soziale Reformen unterstützten, um Arbeiter:innen für die Kirche zu gewinnen (Luza, 1984, S. 46). Dennoch stand der Bund in seinen Grundprinzipien den faschistischen und autoritären Strömungen der Zeit nahe (Seewann, 1974b, S. 835). Ein Programmentwurf von 1931 bekräftigte die Ablehnung des demokratischen Staates »in seiner heutigen Gestalt« und stellte fest, die »Entsprechung zwischen Volk und Staat führt notwendig zum Ideal des Großdeutschen Reiches« (zitiert in Behal, 2009, S. 99).

Während der 1930er Jahre wurden weite Teile des Bundes von Gruppen der Hitlerjugend und Mitgliedern anderer NSDAP-Organisationen unterwandert (Behal, 2009, S. 95, 193; Klösch, 2000). 1935/36 erschienen in der Presse Schätzungen, dass 20 Prozent der Neuland-Mitglieder (damals illegale) Nationalsozialisten waren (Reimann, 1967, S. 70f.). Das Standardwerk zu seiner Geschichte stellt fest: »Die überwiegende Mehrheit im Bund aber dachte großdeutsch, trat für den Anschluß ein und verhielt sich zum Nationalsozialismus zumindest indifferent. Viele trachteten danach, durch ihre Mitarbeit am Nationalsozialismus diesen zu verbessern und sogar zu ›taufen‹« – und dies trotz der offiziellen Politik, Zellen der Hitlerjugend innerhalb der Organisation zu identifizieren und auszuschließen (Seewann, 1974b, S. 586f.). Das eklatanteste Beispiel für die Infiltration des Bundes war dessen »Führer« Anton Böhm (1904–1998), der 1933 in die NSDAP eintrat, bis zum Anschluss 1938 ein »illegales«

der Pubertät beeinflusste, was ebenfalls auf die frühen 1920er-Jahre deutet. Insgesamt zeichnete er vom Bund ein unpolitisches Bild.

27 Zum CDSB und dessen antisemitischen Tendenzen siehe nun auch Eminger (2023).

28 Nach einer anderen Quelle hatte der Bund 1937 insgesamt 1.200 Mitglieder (Seewann, 1974b, S. 590).

29 Siehe dazu die von Neuland herausgegebene Zeitschrift *Neue Jugend*, 1935 bis 1937.

Parteimitglied blieb und sogar als Informant des Nachrichtendienstes der österreichischen NSDAP sowie der Gestapo in München diente (Behal, 2009, S. 103, 189ff.).[30] Insgesamt stellte der Bund einen der wichtigsten intellektuellen Brückenköpfe des Nationalsozialismus im mächtigen katholischen Milieu Österreichs in den kritischen Jahren vor dem Anschluss dar (ebd., S. 100f.).[31]

1933 veröffentlichte Böhm einen programmatischen Kommentar zur politischen Situation nach der nationalsozialistischen Machtübernahme in Deutschland, in dem er sich auch auf die Verfolgung der jüdischen Bevölkerung bezog: »Es kann gar kein Zweifel sein, dass der starke Einfluß des Judentums in Deutschland unheilvoll gewirkt hat. Die judengegnerischen Maßnahmen in Deutschland sind also aus einem nationalen Notwehrrecht zu rechtfertigen« (dr. n. m. [Anton Böhm], 1933, S. 106f.).

In den darauffolgenden Jahren veröffentlichte der Bund eine Reihe von weiteren zustimmenden Kommentaren zu den antijüdischen Verfolgungen in NS-Deutschland (Korger, 1933).[32] Das Sprachrohr des Bundes denunzierte auch die Wiener »jüdische Presse« als zerstörerischen Einfluss im öffentlichen Leben Österreichs, attackierte die jüdische Minderheit als ein fremdes Element innerhalb der katholisch-deutschen Bevölkerung und warnte vor den Gefahren »rassischer« und religiöser Mischehen (Hammer, 1934a; Hammer, 1934b; L. Z., 1935, S. 20f.; K. W., 1935, S. 215).

Während die Zeitschrift von Neuland die antijüdische Politik der deutschen Nationalsozialisten begrüßte, war ihre Haltung gegenüber dem Nationalsozialismus insgesamt komplexer. Obwohl Neuland mit diesem die Ablehnung der parlamentarischen Demokratie und aller Formen der kulturellen und intellektuellen Moderne ebenso teilte wie dessen Verherrlichung des deutschen Volkes als Grundlage für eine kulturelle Erneuerung, be-

30 Taras Borodajkewycz, dessen antisemitische Kommentare 1965 eine Affäre um weiterbestehendes (neo-)nazistisches Gedankengut in Österreich auslösten, war ein weiterer »Brückenbauer« zwischen Katholizismus und Nationalsozialismus gewesen, mit engen Kontakten zu Neuland (Behal, 2009, S. 207f.).

31 Zu den engen Beziehungen zwischen Bund Neuland und dem Nationalsozialismus siehe inzwischen auch Binder (2018, S. 947); Klieber (2018, S. 251, 255); Koll (2018, S. 837); Wohnout (2018, S. 177); Wenninger (2018, S. 210) sowie vor allem Eminger (2023).

32 Ein Beispiel: »Die Großstadtzivilisation war zu 80% jüdisches Erzeugnis. Und die Großstadtzivilisation beherrschte Deutschland fast unumschränkt! Diesem Zustand musste rasch und radikal ein Ende gemacht werden« (H. B., 1934, S. 93).

trachtete der Bund die NSDAP dennoch mit dem gleichen Misstrauen wie alle anderen politischen Parteien. Der Katholizismus blieb der zentrale Bezugspunkt, und die NSDAP wurde vor allem nach ihrer Politik gegenüber der Kirche beurteilt. Im Jahr 1933 signalisierte Böhm, dass die Organisation die »nationale Revolution« des Nationalsozialismus in Deutschland unterstützen würde, wenn Hitler dazu bereit wäre, die antikapitalistischen Tendenzen seiner Bewegung zu stärken und, noch wichtiger, der katholischen Kirche und allgemein dem Christentum den gebührenden Platz im Deutschen Reich einzuräumen (dr. n. m. [Anton Böhm], 1933a). In der darauffolgenden Ausgabe forderte Böhm offen die Einbeziehung der NSDAP in die österreichische Regierung (dr. n. m. [Anton Böhm], 1933b, S. 110).

Innerhalb der Organisation, die alles andere als ideologisch homogen war, gehörte Asperger zu einer Gruppe namens *Fahrende Scholaren*, die am entschieden völkischen und rechten Flügel des Bundes angesiedelt war. Er hatte Verbindungen zum inneren Kreis der »vitalen Romantiker« um Michael Pfliegler (1891–1972), einem katholischen Priester und Gründungsmitglied des Bundes, und dessen Führer Anton Böhm (Seewann, 1974a, S. 207f., 342; Behal, 2009, S. 63ff.).[33]

Nach dem Anschluss organisierten sich zumindest einige der bisherigen Mitglieder des Bundes zu anti-nazistischen Netzwerken, insbesondere in Innsbruck und Niederösterreich (Luza, 1984, S. 46). Die Widerstandsaktivitäten, zu denen auch eine Versammlung von 300 Jugendlichen in Wien in der Nacht des deutschen Einmarsches gehörte, waren in erster Linie das Werk der jüngeren Generation. Die ältere Generation dagegen, zu der Asperger gehörte, tendierte dazu, sich rasch mit dem Nationalsozialimus zu arrangieren (Seewann, 1974b, S. 586ff., 839). Dies zeigt sich auch an Aspergers Weg nach 1938, als er sich einer Reihe von NS-Organisationen (wenn auch nicht der NSDAP) anschloss und versuchte, sich an das neue Regime anzupassen.

Bund Neuland war der wichtigste, aber nicht der einzige politische Einfluss in Aspergers Leben. Die Ärzt:innen im Bund delegierten ihn in die St. Lukas-Gilde, die eine medizinische Ethik nach katholischen Grundsätzen vertrat. Was die Eugenik betraf, so war die Position der Gilde ambivalent: Einerseits lehnte sie Elemente der nationalsozialistischen »Rassenhygiene« wie Zwangssterilisationen ab, andererseits entwickelte sie ein

33 Für eine Analyse von Neulands heterogener Ideologie und dem Verhältnis zwischen dem »rechten« und dem »linken« Flügel siehe Seewann (1974b, S. 807–881).

eigenes eugenisches Programm innerhalb der Parameter der katholischen Lehre (Löscher, 2009, S. 106ff.).[34]

Gemäß einem Fragebogen von 1940 war Asperger auch Mitglied des Vereins Deutscher Ärzte in Österreich (Abbildung 3).[35] »Deutsch« in diesem Kontext bezieht sich auf eine großdeutsche Orientierung, die jüdische Ärzte ausschloss. Der Verein Deutscher Ärzte ging aus einer 1904 erfolgten Vereinigung zwischen dem antijüdischen Verein Wiener Ärzte und verschiedenen »großdeutschen« Ärzteverbänden in Österreich hervor (Hubenstorf, 2005, S. 78). In den 1920er Jahren und erneut nach der NS-Machtübernahme in Deutschland rief die Organisation dazu auf, die Anzahl der jüdischen Studierenden zu begrenzen (Hubenstorf, 1984, S. 90). Ein beträchtlicher Teil der führenden (nichtjüdischen) Wiener Ärzte, darunter der frühere Leiter der Kinderklinik Clemens Pirquet, gehörte dem Verein an – ein Hinweis darauf, wie weit die antijüdische Stimmung in Kreisen der Wiener Medizin damals verbreitet war (Hubenstorf, 2005, S. 78).[36]

Im selben Fragebogen erwähnte Asperger eine weitere Mitgliedschaft, die seine Affinität zum deutschnationalen Lager (ungeachtet seiner katholischen Einstellung) belegt. 1932 trat er dem Deutschen Schulverein Südmark bei, der – gestützt auf deutschsprachige Minderheiten – den deutschen kulturellen Einfluss im Ausland zu stärken suchte. Viele der Mitglieder des Schulvereins standen der österreichischen Großdeutschen Volkspartei nahe, die 1933 ein Bündnis mit der österreichischen NSDAP einging.[37]

34 WStLA, 1.3.2.202, Personalakt Hans Asperger, Fragebogen, 7. Oktober 1940.

35 WStLA, 1.3.2.202, Personalakt Hans Asperger, Fragebogen, 7. Oktober 1940.

36 Zum Zeitpunkt von Aspergers Beitritt 1934 verließen viele der ursprünglich zahlreichen konservativen Mitglieder den Verein; dieser wurde zu einem Sammelbecken illegaler Nationalsozialisten (Hubenstorf, 2005, S. 78; Hubenstorf, 2011, S. 142f.). Auch in der nationalsozialistischen Presse nach 1938 wurde auf den Verein als wichtige Vorläuferorganisation der illegalen »Kampfzeit« in Österreich Bezug genommen (Anonym, 1938, S. 340).

37 WStLA, 1.3.2.202, Personalakt Hans Asperger, Fragebogen, 7. Oktober 1940. Die einzige ausführliche Arbeit zum Deutschen Schulverein Südmark und dessen deutsch-völkischer Ausrichtung im Kontext der zeitgenössischen Schul- und Schutzvereine ist (Kiyem, 1995). Ein weiteres Dokument erwähnt Aspergers Mitgliedschaft in der Vaterländischen Front (seit 1934), der Einheitspartei des austrofaschistischen Regimes, das zwischen 1933/34 und 1938 in Österreich herrschte. Nachdem die Mitgliedschaft für öffentlich Bedienstete verpflichtend war, handelt es sich dabei aber um keinen belastbaren Beleg für die politische Einstellung.

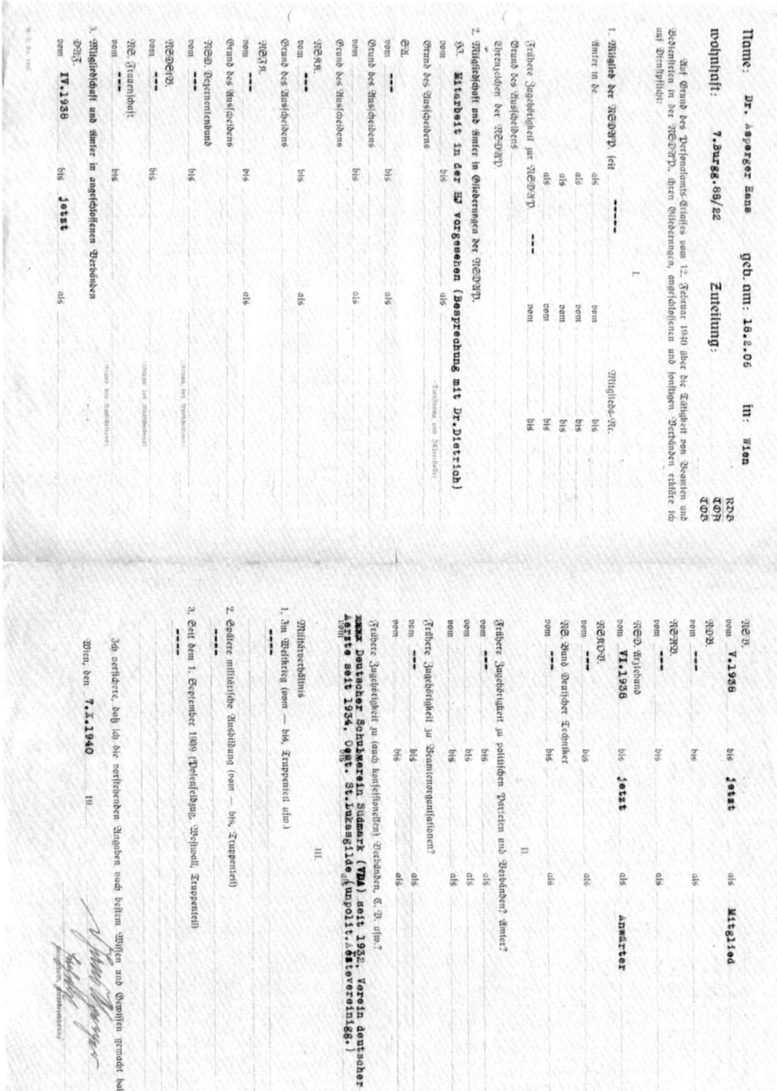

Name: Dr. Asperger Hans geb. am: 18.2.06 in: Wien

Wohnhaft: 7.Burgg.88/22 Zuteilung:

Auf Grund des Personalamts-Erlasses vom 12. Februar 1940 über die Tätigkeit von Beamten und Bediensteten in der NSDAP., ihren Gliederungen, angeschlossenen und sonstigen Verbänden erkläre ich auf Dienstpflicht:

I.

1. Mitglied der NSDAP. seit ----- Mitglieds-Nr.

Frühere Zugehörigkeit zur NSDAP. ---

2. Mitgliedschaft und Ämter in Gliederungen der NSDAP.

HJ. Mitarbeit in der HJ vorgesehen (Besprechung mit Dr.Dietrich)

3. Mitgliedschaft und Ämter in angeschlossenen Verbänden

DAF. vom IV.1938 bis jetzt

NSV. vom V.1938 bis jetzt als Mitglied

NSD. Ärztebund vom VI.1938 bis jetzt als Anwärter

II.

Frühere Zugehörigkeit zu (auch konfessionellen) Verbänden, E.V. usw.?

Deutscher Schulverein Südmark (VDA) seit 1932, Verein deutscher Ärzte seit 1934, Cogr. St.Lukasgilde (unpolit.Ärztevereinigg.)

III.

Militärverhältnis

Ich versichere, daß ich die vorstehenden Angaben nach bestem Wissen und Gewissen gemacht habe.

Wien, den 7.X.1940

Abbildung 3: In diesem Fragebogen von Oktober 1940 führte Asperger eine vorgesehene Mitarbeit in der Hitlerjugend, eine Mitgliedschaft in der Nationalsozialistischen Volkswohlfahrt sowie eine Anwärterschaft im Nationalsozialistischen Deutschen Ärztebund an. Der NSDAP selbst trat er nicht bei.

Trotz dieser Verbindungen gibt es keinen Hinweis darauf, dass Asperger vor 1938 aktiv mit der NS-Bewegung sympathisierte, im Gegensatz zu vielen seiner Kollegen. Vielmehr deuten die Belege auf eine ambivalente Haltung. Potenzielle Hindernisse für seine Unterstützung des Nationalsozialismus waren seine religiösen Überzeugungen, sein humanistischer Hintergrund und ein elitärer, bildungsbürgerlicher Habitus. Zudem blieb die Bewegung nach dem Verbot der österreichischen NSDAP 1933 nur für einen Kern ideologisch verhärteter Anhänger:innen attraktiv, während für reine Opportunist:innen die Risiken einer Unterstützung die potenziellen Vorteile bei Weitem überwogen. Dennoch deutet Aspergers Liste an Mitgliedschaften in den Jahren vor 1938 darauf hin, dass es mehr ideologische Gemeinsamkeiten gab, als bisher anerkannt. Aspergers politische Sozialisation im Bund Neuland, der gegenüber wesentlichen Elementen der NS-Ideologie offen war (zum Beispiel auch Korger, 1933, S. 848f.), machte ihn offenbar blind für den destruktiven Charakter des Nationalsozialismus.[38] Asperger selber formulierte es so: »Die nationalsozialistische Zeit kam, wobei es aus meinem bisherigen Leben klar war, dass man wohl mit vielen sagen wir nationalen, in Anführungszeichen, Dingen mitkam, aber nicht mit den Unmenschlichkeiten.«[39]

Was meinte Asperger mit dem Wort »national«? Im österreichischen Sprachgebrauch bezieht sich das Wort auf den Deutschnationalismus. Es wird bis heute von rechten Gruppierungen als Euphemismus verwendet, um eine offensichtliche Assoziation mit dem (Neo-)Nazismus zu vermeiden. Mit anderen Worten: Asperger distanzierte sich 1974 von den *Unmenschlichkeiten* des Nationalsozialismus, nicht aber von dessen großdeutschem Programm, das 1938 zur Annexion Österreichs und später zum Zweiten Weltkrieg geführt hatte. Die ambivalente Haltung Aspergers gegenüber dem Nationalsozialismus war bereits in einem Tagebucheintrag vom April 1934 spürbar, als er einige Zeit in Deutschland verbrachte. Dieser zeugt sowohl von einer skeptischen Distanz als auch einer gewissen Faszination: »Wie da ein ganzes Volk in eine Richtung geht, fanatisch, mit

38 Eines dieser gemeinsamen Elemente war der Antisemitismus, sowohl religiös als auch rassistisch gefärbt. Die wenigen vorhandenen Quellen zu Aspergers Haltung gegenüber Juden (einschließlich jüdischer Patient:innen) werden in einem eigenen Kapitel untersucht.

39 Österreichischer Rundfunk (ORF), Geschichten und Geschichte. Autobiographische Aussagen von Hans Asperger. Zuerst gesendet am 24. Dezember 1974. https://www.mediathek.at (03.06.2024).

eingeengtem Gesichtsfeld, gewiss, aber mit einer Begeisterung und Hingabe, in ungeheuerer Zucht und Disziplin, mit einer furchtbaren Schlagkraft. Nurmehr Soldaten, soldatisches Denken – Ethos – germanisches Heidentum.«[40]

40 Privatarchiv Maria Asperger Felder, Hans Asperger, Reisetagebuch, Frühjahr 1934. Zitiert nach Asperger Felder (2008, S. 103). Ich habe Asperger Felder um Zugang zum Nachlass ihres Vaters gebeten, insbesondere zu etwaigen Belegen für dessen angebliche Schwierigkeiten mit dem Regime. Leider wurde meine Bitte mit dem Hinweis abgelehnt, Dokumente könnten, aus dem Zusammenhang genommen, ein falsches Bild vermitteln (E-Mail an den Autor, 29. Januar 2017).

Politischer Werdegang nach dem Anschluss 1938

Das etablierte Narrativ über Aspergers Verhältnis zum Nationalsozialismus nach 1938 lautet, dass dieser sich dem Regime aktiv widersetzte oder sich zumindest auf Distanz hielt und dass er dabei ein erhebliches berufliches und persönliches Risiko auf sich nahm. 1993 argumentierte Lorna Wing, dass er als gläubiger Katholik kein Nationalsozialist gewesen sein konnte (Donvan & Zucker, 2016, S. 330). Dieses Argument ist jedoch irreführend angesichts der oben diskutierten Überschneidungen zwischen dem Katholizismus und der völkischen extremen Rechten, repräsentiert von Organisationen wie dem Bund Neuland.

Die wichtigste Grundlage für die Behauptung, dass Asperger ein aktiver Gegner des Nationalsozialismus gewesen sei und sein Leben riskiert habe, um die Kinder in seiner Obhut zu verteidigen, ist eine von Adam Feinstein in seinem Buch über die Pioniere der Autismusforschung berichtete Episode. Angeblich kam die Gestapo zweimal in die Klinik, um Asperger zu verhaften, entweder wegen seines Vortrags von 1938 (Asperger, 1938) oder weil er sich geweigert hatte, Patient:innen »an Beamte zu übergeben«.[41] Die einzige bekannte Quelle für diese Behauptung ist Asperger selber, der den Vorfall 1962 in seiner Antrittsvorlesung als Vorstand der Wiener Universitätskinderklinik (Asperger, 1962b) sowie in dem bereits zitierten Interview von 1974 erwähnte:

> »Es ist also völlig unmenschlich, das hat sich ja gezeigt, in schrecklichen Konsequenzen, wenn man den Begriff lebensunwertes Leben konstituiert

41 Im Original: »The question is whether he refused to hand them over to officials« (Feinstein, 2010, S. 17f.). Die 2016 erschienene spanische Ausgabe des Buches enthält einen Verweis auf die von mir dokumentierten Spiegelgrund-Überweisungen Aspergers sowie eine Relativierung derselben durch Uta Frith (ausgerechnet als »Akt des Mitleids« – »algo que podría verse como un acto de misericordia«, Feinstein, 2016, S. 14f.).

> und Konsequenzen daraus zieht. Und da ich nie gewillt war, diese Konsequenzen zu ziehen, das heißt also dem Gesundheitsamt die Schwachsinnigen zu melden, wie wir beauftragt waren, nicht wahr, war das eine recht gefährliche Situation für mich. Ich muss es meinem Lehrer Hamburger hoch anrechnen, dass er, obwohl er ein überzeugter Nationalsozialist war, mich mit starkem persönlichem Einsatz zweimal vor der Gestapo gerettet hat. Er wusste, welcher Gesinnung ich bin. Er hat mich da mit seiner ganzen Person geschützt. Das rechne ich ihm hoch an.«[42]

Dies ist die einzige schriftliche Äußerung Aspergers zur NS-»Euthanasie«, die ich finden konnte – obwohl es sich dabei um ein so einschneidendes Ereignis für sein Fachgebiet und seine Patient:innen gehandelt hatte.[43] Nach dieser Darstellung war die Gestapo hinter Asperger her, weil er sich geweigert hätte, Kinder mit bestimmten Behinderungen dem Wiener Gesundheitsamt zu melden. Es stimmt, dass Ärzt:innen zunehmend vorgeschrieben wurde, entgegen der Verschwiegenheitspflicht unter bestimmten Voraussetzungen ihre Patient:innen an die Behörden zu melden. In Bezug auf die »Rassenhygiene« gab es solche Meldepflichten

---

42 Österreichischer Rundfunk (ORF), Geschichten und Geschichte. Autobiographische Aussagen von Hans Asperger. Zuerst gesendet am 24. Dezember 1974. https://www.mediathek.at (03.06.2024). Das gesamte Interview dauert 50 Minuten, davon sind dreieinhalb Minuten der NS-Zeit und dem Zweiten Weltkrieg gewidmet. Die entsprechende Passage in der Antrittsvorlesung lautet: »Die Bindung, die sich in zahlreichen ›peripatetischen‹ Gesprächen geschlossen hatte, war so tragfähig, daß er [Hamburger] sich veranlaßt sah, mich, dessen der seinen entgegengesetzte weltanschauliche und politische Überzeugung er genau kannte – und achtete, zweimal mit persönlichem Einsatz und nicht geringer eigener Gefahr vor der Verhaftung durch die Gestapo zu retten. Das sei ihm von mir nicht vergessen!« (Asperger, 1962b, S. 937). Soweit aus den überlieferten Dokumenten hervorgeht, hat Hamburger nach 1945 diese angebliche Episode nie zu seiner Verteidigung erwähnt, obwohl er aufgrund seiner NS-Vergangenheit unter erheblichem Druck stand. Asperger verfasste nach Hamburgers Tod 1954 keinen Nachruf auf den Mann, der ihm angeblich zweimal das Leben gerettet hatte. 1962 erfolgte die erste dokumentierte Erwähnung der behaupteten Gestapo-Episode und die einzige, in der Asperger konkret von der Möglichkeit einer Verhaftung durch die Gestapo sprach (in seiner Innsbrucker Antrittsvorlesung erwähnte er, Hamburger hätte ihm „die Freiheit und vielleicht das Leben gerettet", aber ohne weitere Angaben: Asperger, 1957, S. 549).

43 Zu Aspergers Äußerungen über den Nationalsozialismus nach 1945 siehe das Kapitel über die Nachkriegszeit.

auf Basis des Sterilisationsgesetzes (»Gesetz zur Verhütung erbkranken Nachwuchses«) sowie im Zusammenhang mit der »Kindereuthanasie«: Am 18. August 1939 verfügte das Reichsinnenministerium eine Meldepflicht für »mißgestaltete usw. Neugeborene«. Die Meldungen wurden von den Gesundheitsämtern gesammelt und an den »Reichsausschuß zur wissenschaftlichen Erfassung erb- und anlagebedingter schwerer Leiden« weitergeleitet, der Tarnorganisation der »Kindereuthanasie«.[44] Auf Basis der verfügbaren Quellen ist es unmöglich festzustellen, ob Asperger in manchen Fällen davon Abstand nahm, Kinder zu melden, welche die Kriterien für die »Kindereuthanasie« erfüllten. Dokumentiert ist jedenfalls, dass er persönlich eine Anzahl von Kindern an die »Euthanasie«-Anstalt Am Spiegelgrund überwies (siehe dazu die Kapitel »Grenzen der ›Bildungsfähigkeit‹« und »Aspergers Diagnosen im Vergleich zu jenen vom Spiegelgrund« in diesem Band).

Weitere Fakten sprechen gegen Aspergers Selbstdarstellung als jemand, der von der Gestapo wegen seines Widerstands gegen die NS-»Rassenhygiene« verfolgt wurde und der Zuflucht im Militärdienst suchen musste, um weitere Schwierigkeiten zu vermeiden. So veröffentlichte er bei mehreren Gelegenheiten zustimmende Kommentare zu »rassenhygienischen« Maßnahmen wie den Zwangssterilisationen (Asperger, 1942, S. 353; für weitere Beispiele siehe das Kapitel »... so tun wir damit auch unserem Volk den besten Dienst«). Außerdem war Asperger, wie unten erläutert, nach Einschätzung der NS-Machthaber dazu bereit, die Politik der »Rassenhygiene« mitzutragen. Im Juli 1940 schrieb der stellvertretende Gauleiter von Wien an Aspergers Vorgesetzten und Förderer Franz Hamburger, »dass von Seiten der Partei gegen den Assistenten Dr. Johann Asperger keinerlei Einwendungen erhoben werden«.[45] Gefragt nach einer politischen Einschätzung Aspergers, antwortete die Wiener Gestapo im November 1940,

44 WStLA, 1.3.2.213.A1.155.150.30b,c. RdErl.d.RMdI. IVb 3.088/39-1079/Mi, 18. August 1939. Nach dem »Gesetz zur Verhütung erbkranken Nachwuchses« (Juli 1933) konnten speziell dafür eingerichtete Erbgesundheitsgerichte auf Basis einer der folgenden Diagnosen eine zwangsweise Sterilisation verfügen: »angeborener Schwachsinn, Schizophrenie, zirkuläres (manisch-depressives) Irresein, erbliche Fallsucht [Epilepsie], erblicher Veitstanz (Huntington'sche Chorea), erbliche Blindheit, erbliche Taubheit, schwere erbliche körperliche Mißbildung. Ferner kann unfruchtbar gemacht werden, wer an schwerem Alkoholismus leidet« (Gütt, Rüdin & Ruttke, 1934).

45 Österreichisches Staatsarchiv (ÖStA), AdR, Gauakt 36055 Hans Asperger, NSDAP, Gauleitung Wien an Franz Hamburger, 13. Juli 1940.

dass keine Informationen zu Asperger vorliegen würden.[46] Dies widerspricht der häufig vorgebrachten Behauptung, das Regime habe Aspergers Publikationen nach dem Anschluss als Ausdruck politischer Gegnerschaft aufgefasst.

Zunächst – bevor Asperger die Chance gehabt hatte, seine Bereitschaft zur Anpassung an die neue politische Ordnung unter Beweis zu stellen – war sich die NSDAP über seine Loyalität unsicher. Unmittelbar nach dem Anschluss wurde ein Ermittlungsverfahren eingeleitet, um zu entscheiden, ob die »Verordnung zur Neuordnung des österreichischen Berufsbeamtentums« vom 31. Mai 1938, die die Entlassung jüdischer und politisch unerwünschter Beamter vorsah (Botz, 1988, S. 325), auf Asperger anzuwenden wäre. Im Juni 1939 beschloss der mit der Durchführung der Verordnung beauftragte Staatskommissär Otto Wächter (1901–1949), die Akte zu schließen – Asperger war offenbar aus nationalsozialistischer Sicht politisch tragbar.[47] Gemäß der Wiener NSDAP-Personalstelle galt Asperger in »charakterlicher Beziehung« als »einwandfrei« und war »auch in politischer Hinsicht nichts Nachteiliges« zu berichten. Seine katholische Orientierung wertete man zwar als Minuspunkt, dies wurde aber dadurch abgemildert, dass er weder in der Christlichsozialen Partei noch im austrofaschistischen Regime aktiv gewesen war. Die entscheidende Schlussfolgerung lautete, dass Asperger in »Fragen der Rassen- und Sterilisierungsgesetzgebung [...] mit den nationalsozialistischen Ideen konform« ging (ähnlicher Wortlaut auch im späteren Dokument in Abbildung 4).[48]

Die erwähnte Untersuchung bildete aller Wahrscheinlichkeit nach die Grundlage für Aspergers 24 Jahre später vorgebrachte Behauptung, er sei von der Gestapo verfolgt worden. Hamburger war sicherlich in der Position, den Ausgang eines solchen Verfahrens entscheidend zu beeinflussen, indem er sich für die Bereitschaft seines Schützlings verbürgte, mit dem Regime zusammenzuarbeiten – eine weniger dramatische, aber wesentlich plausiblere Version als die angebliche Verhaftung, für die keinerlei schriftliche Belege vorliegen. Diese Erklärung wäre auch im Einklang mit Aspergers

46 WStLA, 1.3.2.202, Personalakt Hans Asperger, Geheime Staatspolizei, Staatspolizeileitstelle Wien an Personalamt Wiener Gemeindeverwaltung, 9. November 1940.

47 ÖStA, AdR, Gauakt 36055 Hans Asperger, STK/I-S-9733, Staatskommissar Otto Wächter an das ehemalige Unterrichtsministerium, 7. Juni 1939.

48 ÖStA, AdR, Gauakt 36055 Hans Asperger, Gaupersonalamt, 5. Januar 1939: Asperger Dr. Johann, Unterschrift unleserlich.

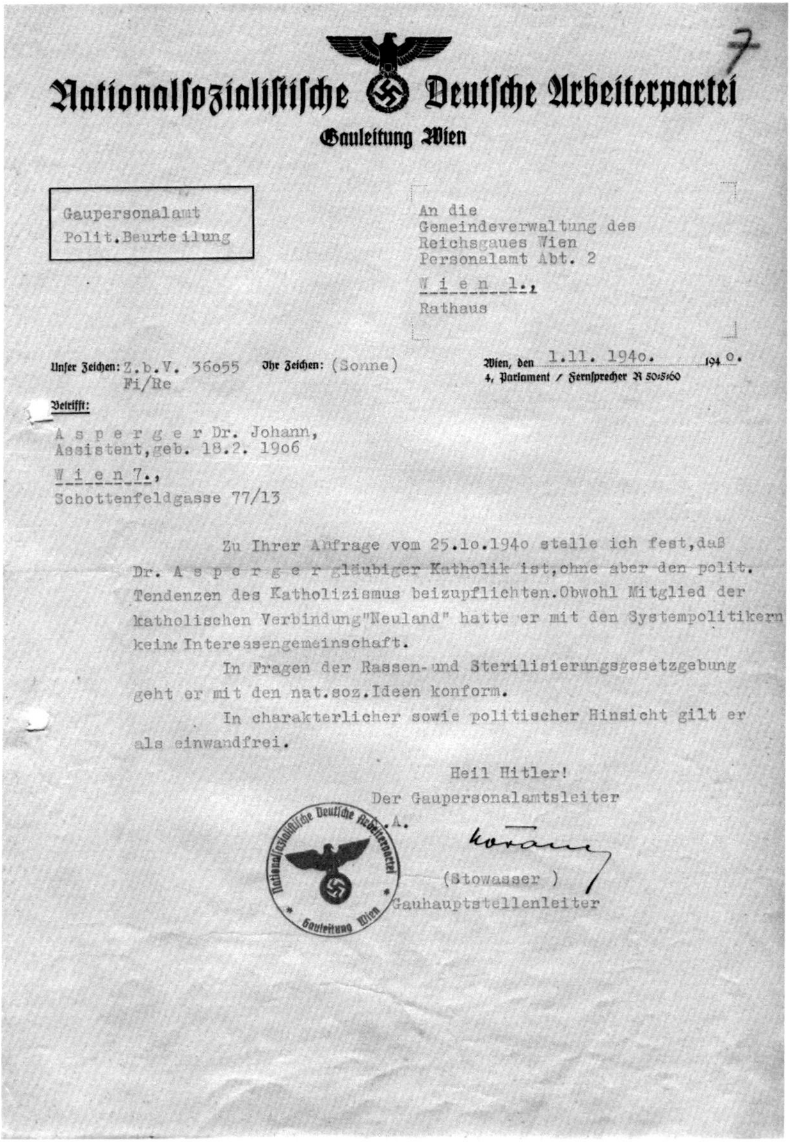

Nationalsozialistische Deutsche Arbeiterpartei
Gauleitung Wien

Gaupersonalamt
Polit. Beurteilung

An die
Gemeindeverwaltung des
Reichsgaues Wien
Personalamt Abt. 2

W i e n 1.,
Rathaus

Unser Zeichen: Z.b.V. 36055 Fi/Re   Ihr Zeichen: (Sonne)   Wien, den 1.11. 1940. 194 0.
4, Parlament / Fernsprecher R 50-5-60

Betrifft:

A s p e r g e r Dr. Johann,
Assistent, geb. 18.2. 1906
W i e n 7.,
Schottenfeldgasse 77/13

Zu Ihrer Anfrage vom 25.10.1940 stelle ich fest, daß Dr. A s p e r g e r gläubiger Katholik ist, ohne aber den polit. Tendenzen des Katholizismus beizupflichten. Obwohl Mitglied der katholischen Verbindung "Neuland" hatte er mit den Systempolitikern keine Interessengemeinschaft.

In Fragen der Rassen- und Sterilisierungsgesetzgebung geht er mit den nat.soz. Ideen konform.

In charakterlicher sowie politischer Hinsicht gilt er als einwandfrei.

Heil Hitler!
Der Gaupersonalamtsleiter
I. A.
(Stowasser)
Gauhauptstellenleiter

Abbildung 4: Trotz Aspergers katholischer Einstellung hielt die Gauleitung der Wiener NSDAP ihn für in »politischer Hinsicht […] einwandfrei« und attestierte ihm, in »Fragen der Rassen- und Sterilisierungsgesetzgebung« mit den »nationalsozialistischen Ideen konform« zu gehen

Schilderung von 1974, Hamburger habe ihn »vor der Gestapo« gerettet (und nicht, wie er 1962 formulierte, »vor der Verhaftung durch die Gestapo«). Würde die Geschichte von der drohenden Verhaftung zutreffen, wäre es schwierig zu erklären, warum Asperger sie (meines Wissens) für viele Jahre nach dem Krieg nicht öffentlich erwähnte, obwohl sie sowohl ihm als auch Hamburger zum Vorteil gereicht hätte.[49] Insgesamt gesehen ist das erwähnte Untersuchungsverfahren der einzige dokumentierte Beleg für irgendwelche politischen Schwierigkeiten Aspergers; ansonsten reflektieren die Quellen eine ungetrübte Geschichte des politischen Arrangements mit dem Nationalsozialismus.

Eine entscheidende Frage in diesem Zusammenhang betrifft die Rolle Aspergers in einer tatsächlich heroischen Episode rund um den Kinderarzt Josef Feldner (1887–1973), der über viele Jahre ehrenamtlich an der heilpädagogischen Station tätig war. Im September 1942 nahm er seinen jüdischen Patienten Hansi Busztin (1925–1996) bei sich auf und versteckte ihn bis Kriegsende. Busztin führte ein überraschend offenes Leben mit regelmäßigen Besuchen in der öffentlichen Bibliothek und in der Oper; er schätzte, dass etwa hundert Personen von ihm wussten, von denen viele ihn unterstützten (Goldenberg, 2015). In seinen in den 1980er Jahren verfassten Erinnerungen verwies Busztin auf »eine Gruppe von Nazigegnern« an der heilpädagogischen Station, »die ziemlich alle von [ihm] wussten« und seinen »späteren Adoptivvater in seinen Bemühungen unterstützten«.[50] Gehörte Asperger zu diesem Kreis von Unterstützern? Busztin erwähnte Asperger nicht – und interessanterweise erwähnte auch Asperger die Episode nicht einmal bei jenen Gelegenheiten, bei denen er versuchte, seine antinazistische Haltung zu belegen[51] – und auch nicht in seinem Nachruf

49 Zusätzlich wäre zu erklären, warum auch Franz Hamburger zu einer Episode geschwiegen haben sollte, die seiner durch NS-Involvierung schwer beschädigten Reputation durchaus zuträglich gewesen wäre. Wolfgang Neugebauer, einer der führenden Historiker zur Geschichte des Nationalsozialismus in Österreich, hält die Geschichte für eine reine Erfindung (persönliche Korrespondenz mit dem Autor, 2. Dezember 2016).

50 Hansi Busztin, Eitelkeit, ohne Datum (unveröffentlichtes Manuskript, Mitte bis Ende der 1980er Jahre). Persönliche Korrespondenz mit Anna Goldenberg (Hans Busztins Enkelin), 22. Januar 2017. Zu Hansi Busztin und Josef Feldner siehe inzwischen Goldenberg (2018).

51 Österreichischer Rundfunk (ORF), Geschichten und Geschichte. Autobiographische Aussagen von Hans Asperger. Zuerst gesendet am 24. Dezember 1974. https://www.mediathek.at (03.06.2024) sowie (Asperger, 1962b).

auf Feldner von 1975 (Asperger, 1975). Bemerkungen, die Asperger 1962 anlässlich Feldners 75. Geburtstag veröffentlichte, lassen vermuten, dass er zwar von dessen Aktivitäten wusste, aber nicht aktiv daran beteiligt war:

> »Daß ein solcher Geist der diametrale Gegensatz des Nationalsozialismus sein mußte, ist klar. Er zog daraus alle Konsequenzen. Was er in diesen Jahren redete und tat, ließ seinen Freunden oft die Haare zu Berge stehen. Es gibt da Episoden – Zusammenstöße mit der Gestapo, Aufnahme eines jüdischen Studenten, dessen Familie ausgerottet worden war, jahrelang als ›Unterseeboot‹ –, die einem Abenteuerroman entnommen zu sein scheinen. Wieder war es das ganz Unhergebrachte, Lächelnd-Sichere seines Wesens, das ihn alles bestehen ließ« (Asperger, 1962a).

Diese Episode könnte helfen zu erklären, warum Asperger im März 1943 zum Militär ging.[52] In dem bereits erwähnten Interview deutete er 1974 an, seine Einberufung sei mit seinem Einverständnis erfolgt, um Repressalien der Gestapo wegen seiner Weigerung, mit der nationalsozialistischen Politik der »Rassenhygiene« zusammenzuarbeiten, zu entgehen.[53] Während dies durch die positiven Beurteilungen widerlegt wird, die er weiterhin von Funktionären der NSDAP erhielt (zum Beispiel im Zuge seines Habilitationsverfahrens), lassen die zitierten Belege und der zeitliche Ablauf der Ereignisse eine direkte Verbindung vermuten – nämlich, dass er eine Entdeckung Busztins befürchtete und deshalb Wien verlassen wollte.

Eines der Hauptargumente für Aspergers angebliche Distanz zum Nationalsozialismus ist die Tatsache, dass er nie der NSDAP beitrat.[54] Angesichts des hohen Anteils an Parteimitgliedern unter nichtjüdischen Ärzt:innen ist das sicherlich bedeutsam. Dies heißt jedoch nicht, dass Asperger vollständig auf Distanz zum NSDAP-Apparat geblieben wäre. Tatsächlich bemühte er sich um mehrere Mitgliedschaften in NSDAP-Organisationen. Gemäß einem Fragebogen von 1940 trat Asperger im April 1938 der Deutschen Arbeitsfront (DAF), im Mai 1938 der Nationalso-

52 WStLA, 1.3.2.202, Personalakt Hans Asperger, Hauptgesundheitsamt an Hauptpersonalamt, 28. Juni 1943.

53 Österreichischer Rundfunk (ORF), Geschichten und Geschichte. Autobiographische Aussagen von Hans Asperger. Zuerst gesendet am 24. Dezember 1974. https://www.mediathek.at (03.06.2024).

54 ÖStA, AdR, Gauakt 36055 Hans Asperger.

zialistischen Volkswohlfahrt (NSV) und im Juni 1938 (als Anwärter, siehe unten) dem Nationalsozialistischen Deutschen Ärztebund (NSDÄB) bei. Er erwähnte außerdem eine vereinbarte Mitarbeit bei der Hitlerjugend.[55]

DAF und NSV waren Massenorganisationen, deren Mitgliedschaft oft dazu diente, Loyalität gegenüber dem Regime zu demonstrieren und gleichzeitig das mit einer NSDAP- oder SS-Mitgliedschaft verbundene stärkere ideologische Bekenntnis zu vermeiden. Mit dem NSDÄB verhielt es sich jedoch anders. Er verstand sich als ideologische Speerspitze der NSDAP innerhalb der Ärzteschaft, als Berater der NSDAP »in allen volksgesundheitlichen und rassebiologischen Fragen« und als Personalreserve für medizinische Positionen im Parteiapparat. Während die volle Mitgliedschaft auf NSDAP-Mitglieder beschränkt war, konnten andere im Gesundheitswesen Tätige, die die Ziele des NSDÄB unterstützten, den Anwärterstatus erlangen – wie im Falle Aspergers (Planner-Plann, 1938).[56]

Diese Mitgliedschaften sollten vor dem Hintergrund der starken nationalsozialistischen Präsenz an der Klinik gesehen werden (siehe Hubenstorf, 2005, S. 120f.). Vermutlich traf Asperger diese Entscheidungen, um seine Karriere abzusichern und zu fördern. Indem er auf eine NSDAP-Mitgliedschaft verzichtete, wählte er einen Mittelweg zwischen Distanz zum Regime und einer unverhohlenen Anpassung.

Man darf nicht vergessen, dass Asperger ohnehin durch seinen Mentor Franz Hamburger alle politische Protektion hatte, die er brauchte. Angesichts der hierarchischen Struktur der österreichischen Universitäten und der starken Stellung der Klinikchefs hätte Hamburger auch unter politisch weniger komplizierten Umständen Aspergers Karriere weitgehend in der Hand gehabt. Das politische Kapital, auf das Asperger dank Hamburgers unerschütterlicher Unterstützung zählen konnte, war viel stärker als alles, was er aus eigener Kraft hätte erreichen können. Hamburger war eine der Galionsfiguren der NSDAP innerhalb der Wiener medizinischen Fakultät und hatte erheblichen Einfluss in ärztlichen NS-Kreisen sowohl in Wien als auch – dank seiner Position als Präsident der Deutschen Gesellschaft

55 WStLA, 1.3.2.202, Personalakt Hans Asperger, Fragebogen, 7. Oktober 1940.

56 In Wien traten 31,4 % aller nach dem Ausschluss der Jüdinnen und Juden verbliebenen Ärzt:innen der NSDAP bei, aber nur 17,6 % wurden gleichzeitig Mitglieder des Ärztebundes. In ganz Österreich (für Wien alleine liegen keine Zahlen vor) wurden weitere 8,5 % wie Asperger Anwärter:innen des Ärztebundes; siehe Michael Hubenstorf, Nazi Doctors in Vienna (Vortrag auf der Konferenz »Austrian Physicians and National Socialism«, Wien, 16. April 2015).

für Kinderheilkunde – darüber hinaus (ebd., S. 129, 134). Nach dem Anschluss und dem damit verbundenen Ende des Verbotes der NSDAP in Österreich konnte Hamburger sich offen zu Adolf Hitler bekennen (ebd., S. 126). In einer programmatischen Rede (»Nationalsozialismus und Medizin«) legte er 1939 dar, wie zentral die NS-Ideologie für sein Verständnis von Medizin war: »Ein Lehrer der Geburtshilfe, ein Lehrer der Kinderheilkunde, der Inneren Medizin oder Neurologie muß ein richtiger Nationalsozialist sein. Er muß ganz und gar von den Grundlagen nationalsozialistischer Lebens- und Gesundheitsführung durchdrungen sein« (Hamburger, 1939, S. 142). Asperger schaffte es offensichtlich in Hamburgers Augen, auch ohne ein überzeugter Nationalsozialist zu sein, diesem hochgradig ideologischen Arztbild zu entsprechen.

Wie bereits erwähnt, verfassten Funktionäre der NSDAP bei mehreren Gelegenheiten vertrauliche Beurteilungen über die politische Orientierung Aspergers. Obwohl es sich dabei um die besten verfügbaren Quellen zu Aspergers Haltung gegenüber dem Nationalsozialismus und zu seinem Ruf aus Sicht des Regimes handelt, sind diese Dokumente bisher nicht untersucht worden. Insgesamt zeigen sie, wie die Parteibehörden nach einer anfänglichen Phase des Misstrauens Asperger in einem zunehmend positiven Licht sahen. Am 4. Januar 1939 gab beispielsweise Aspergers Ortsgruppenleiter Folgendes zu Protokoll: »Verdienste für die Bewegung? – nein«, »Hat sich der Betreffende schon vor dem Umbruch für die NSDAP ausgesprochen? – gleichgültig«, »Beteiligt er sich am öffentlichen politischen Leben? – nein«, »Wie ist die politische Einstellung der Familienangehörigen? – christlichsozial«. Positiv wurde vermerkt, dass er sich nicht gegen die NS-Machtübernahme in Österreich ausgesprochen hätte und er nicht bei Juden einkaufen würde. Eine Unterstützungswürdigkeit durch den Staat (Kinderbeihilfe o. Ä.) wurde weder abgelehnt noch bejaht. Der Kreisleiter fügte demselben Dokument noch hinzu: »Einsatzbereitschaft scheint nur zum Teil gegeben, weil er als früherer Christlichsozialer ziemlich gleichgültig ist.«[57]

Weniger als zwei Jahre später hatte sich die politische Beurteilung Aspergers im Ton verändert, auch wenn seine frühere Zugehörigkeit zum christlichsozialen Lager ihm weiterhin vorgehalten wurde. Eines von mehreren ähnlich lautenden Dokumenten aus seiner NSDAP-Akte lautet wie folgt:

57 ÖStA, AdR, Gauakt 36055 Hans Asperger, Kreisleitung I. der NSDAP Wien an Ortsgruppenleiter, Fragebogen zur politischen Beurteilung, 6. Dezember 1938 (ausgefüllt und unterzeichnet am 4. und 23. Januar 1939).

> »Zu Ihrer Anfrage vom 25.10.1940 stelle ich fest, daß Dr. Asperger gläubiger Katholik ist, ohne aber den politischen Tendenzen des Katholizismus beizupflichten. Obwohl Mitglied der katholischen Verbindung ›Neuland‹, hatte er mit den Systempolitikern [der österreichischen Diktatur 1933 bis 1938, Anm. d. Autors] keine Interessengemeinschaft. In Fragen der Rassen- und Sterilisierungsgesetzgebung geht er mit den nationalsozialistischen Ideen konform. In charakterlicher sowie politischer Hinsicht gilt er als politisch [sic!] einwandfrei.«[58]

Die Einschätzung eines hochrangigen Funktionärs des SS-Sicherheitsdienstes aus etwa derselben Zeit geht in eine ähnliche Richtung:

> »Dr. Asperger stammt aus klerikalen Kreisen und war in der Systemzeit streng klerikal eingestellt. Er war Mitglied des katholischen Bundes ›Neuland‹ und der Ärztevereinigung ›Lukasgilde‹. Aktiv hat er nie irgendwelche Handlungen gegen Nationalsozialisten begangen, obwohl es ihm an der Kinderklinik, die nur mit nationalsozialistischen Ärzten besetzt war, ein Leichtes gewesen wäre, Material für Anzeigen zu beschaffen. Charakterlich ist Dr. A. gut beschrieben.«[59]

Aufgrund seiner politischen Vergangenheit behandelte die Parteihierarchie Asperger mit einem gewissen Vorbehalt. Dies änderte sich jedoch im Laufe der Zeit; er galt zunehmend als politisch verlässlich und es entstanden ihm keine Hindernisse für seine Karriere. Diese Entwicklung gipfelte darin, dass Asperger 1943 habilitieren konnte und damit die akademische Qualifikation erlangte, um Dozent (und später Professor) zu werden. Nachdem die Medizin nicht mehr in erster Linie auf Wissenschaft, sondern explizit auf der NS-Ideologie aufbauen sollte, musste Asperger nicht nur eine Habilitationsschrift einreichen (seine Arbeit über »autistische Psychopa-

58 ÖStA, AdR, Gauakt 36055 Hans Asperger, Gaupersonalamtsleiter Stowasser, 1. November 1940. Eine Beurteilung durch den Dozentenführer der Wiener Universität hatte Asperger bereits im September 1938 bescheinigt, »[d]en nationalsozialistischen Ideen in der Rassenpflege und der Sterilisierungsgesetzgebung« »zugänglich« zu sein. ÖStA, AdR, Gauakt 36055 Hans Asperger, Der örtliche Dozentenführer der Universität Wien an Dr. Reisch, Reichsstatthalterei, 22. September 1938.

59 WStLA, 1.3.2.202, Personalakt Hans Asperger, Führer des SD-Leitabschnittes Wien, Sicherheitsdienst des Reichsführers-SS an Personalamt der Stadt Wien, 14. November 1940.

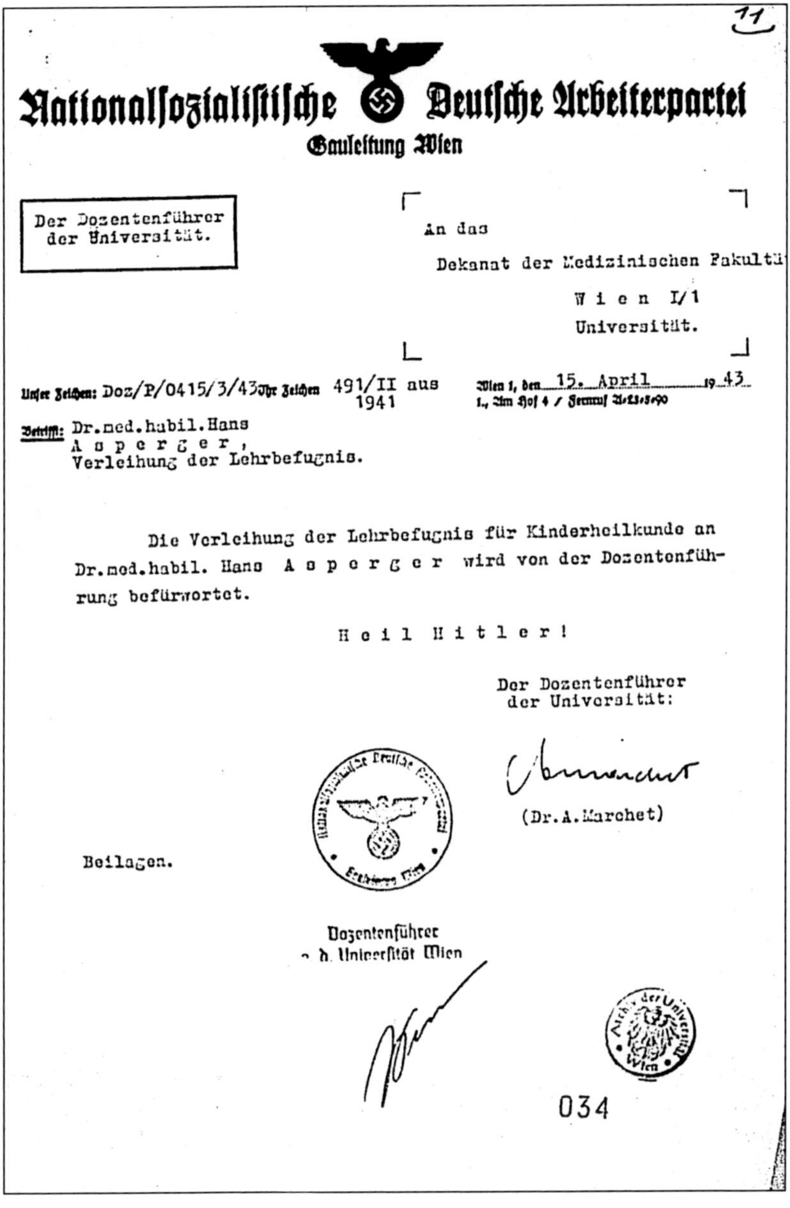

11

Nationalsozialistische Deutsche Arbeiterpartei
Gauleitung Wien

Der Dozentenführer
der Universität.

An das
Dekanat der Medizinischen Fakultät
Wien I/1
Universität.

Unser Zeichen: Doz/P/0415/3/43 Ihr Zeichen 491/II aus 1941

Wien 1, den 15. April 1943
1., Am Hof 4 / Fernruf A-13-5-90

Betrifft: Dr.med.habil.Hans A s p e r g e r, Verleihung der Lehrbefugnis.

Die Verleihung der Lehrbefugnis für Kinderheilkunde an Dr.med.habil. Hans A s p e r g e r wird von der Dozentenführung befürwortet.

H e i l H i t l e r !

Der Dozentenführer
der Universität:

(Dr.A.Marchet)

Beilagen.

Dozentenführer
d. Universität Wien

034

Abbildung 5: Im April 1943 befürwortete der Nationalsozialistische Deutsche Dozentenbund Aspergers Habilitationsansuchen

then«), sondern auch eine politische Überprüfung durch den Nationalsozialistischen Deutschen Dozentenbund durchlaufen – der schließlich keine Einwände erhob (Abbildung 5).[60] Nachdem Asperger noch keinen Facharzttitel in Kinderheilkunde erworben hatte, musste ihm zudem der Gauärzteführer der Wiener NSDAP, Otto Planner-Plann (1893–1975), die erforderlichen Qualifikationen bescheinigen. Dies ist ein weiterer Hinweis darauf, dass Asperger das Vertrauen der höchsten NS-Funktionäre der Wiener Medizin genoss.[61]

Nach dem Anschluss versuchte Asperger auf verschiedenen Wegen, seine Loyalität gegenüber dem neuen Regime zu beweisen. In Vorträgen (die später publiziert wurden) betonte er die Mission seiner Disziplin innerhalb des NS-Staates und erklärte sein Einverständnis mit den Grundsätzen der Medizin im Nationalsozialismus (siehe das Kapitel »... so tun wir damit auch unserem Volk den besten Dienst«). Tatsächlich ging Asperger bei diesen Bemühungen so weit, dass sein Mitarbeiter Josef Feldner ihn einbremsen musste, um nicht seine Glaubwürdigkeit zu gefährden:

> »Ihr Vortrag: Die Einleitung ist gut so (vielleicht ist es doch ein bissl zu nazistisch für Ihren Ruf). z. B. den Dank an den Führer würde ich weglassen. ... Ich schreibe, was ungefähr ich mir vorstelle, wobei ich mich zwinge, etwas in Hitlers Horn zu blasen. Vielleicht können Sie sich etwas daraus machen.«[62]

Auch die Krankenakten von Aspergers Abteilung zeigen, wie er seine Loyalität zu bekunden suchte. 1938 begann er, seine Befunde mit »Heil Hitler« zu unterschreiben – eine lediglich symbolische, aber dennoch bezeichnende Geste.[63]

60 WStLA, 1.3.2.202, Personalakt Hans Asperger, Dozentenführer der Universität (Dr. Marchet) an Dekanat, 17. November 1942 und 15. April 1943.

61 UAW, MED PA 17, Personalakt Hans Asperger, »Bestätigung«, 22. Mai 1942. Die offizielle Vergabe von Facharzttiteln war wegen des Krieges ausgesetzt.

62 Privatarchiv Maria Asperger Felder, Brief von Josef Feldner, ohne Datum (zitiert nach Asperger Felder, 2008, S. 104).

63 WStLA, 1.3.2.209.1.A47, Kinderklinik; Heilpädagogische Station: Krankengeschichten.

Aspergers jüdische Patient:innen

Die Frage nach jüdischen Patient:innen auf Aspergers Abteilung ist in der Literatur bisher nicht aufgeworfen worden, obwohl deren Schicksal aus mehreren Gründen relevant ist.[64] Die an der Klinik erstellten Diagnosen und damit verbundenen Verfügungen hatten einen wichtigen Einfluss auf ihre Überlebenschancen. Die Krankenakten über die jüdischen Kinder vermitteln auch Einsichten über Aspergers Handeln im Nationalsozialismus und allgemein über seine Haltung gegenüber Jüdinnen und Juden.

Jüdische Kinder waren unter den Patient:innen der Station unterrepräsentiert, und zwar bereits bevor sie ab 1938 sukzessive von öffentlichen medizinischen Einrichtungen ausgeschlossen wurden. Vielleicht schreckte der starke nationalsozialistische Einfluss, der die Klinik nach der Übernahme durch Hamburger 1930 durchdrang, jüdische Eltern ab – auch wenn die Krankenakten jüdischer Kinder aus dem Jahrzehnt vor dem Anschluss (insgesamt 16), abgesehen von einzelnen Fällen von stereotypen Zuschreibungen, keine Belege für antijüdische Tendenzen enthalten.[65]

Zur Zeit der nationalsozialistischen Machtübernahme in Österreich waren zwei 13-jährige jüdische Jungen, Alfred S. und Walter Brucker, Patienten auf der Station. Alfreds Akte enthält keine Hinweise darauf, dass er in irgendeiner Weise anders behandelt wurde als die anderen Kinder. Aufgenommen wegen einer Rauferei in der Schule, diagnostizierte Asperger den Jungen am 22. März 1938 als »autistischen Psychopathen«. Er befand, die »intellektuelle Entwicklung des Buben ist in manchen Zügen eine überdurchschnittliche«, und empfahl, ihn bei jüdischen Pflegeeltern unterzubringen, anstatt ihn zu seiner nichtjüdischen Pflegemutter (bei der Alfred

64 Inzwischen siehe dazu auch Friedmann (2022, S. 431–435).

65 WStLA, 1.3.2.209.1.A47, Kinderklinik; Heilpädagogische Station: Krankengeschichten 1938.

gerne war) zurückzubringen. Damals waren rund 8.000 Kinder durch die Wiener Jugendfürsorge bei Pflegefamilien untergebracht. Eine Reihe dieser Kinder – wie Alfred – stammten von jüdischen Eltern und lebten bei nichtjüdischen Familien. Als die Nationalsozialisten die Stadtverwaltung übernahmen, begann man dies als Problem zu sehen. Jüdische Pflegekinder wurden von ihren Pflegefamilien getrennt und in jüdischen Waisenhäusern abgesondert, die für viele während des Holocaust zur tödlichen Falle wurden. Was auch immer seine spezifische Motivation gewesen sein mag – indem er Alfreds Unterbringung spezifisch bei jüdischen Pflegeeltern empfahl, nahm Asperger die offizielle NS-Politik der Absonderung vorweg, die in den folgenden Jahren Gestalt annahm (Czech, 2003, S. 90, 101).[66] Zu einer Zeit, in der als jüdisch geltende Personen Demütigungen und Gewalt auf den Straßen ausgesetzt waren und der Antisemitismus offizielle Politik wurde, erscheint die Entscheidung, die jüdische Herkunft des Jungen hervorzuheben – wofür Asperger keine medizinischen oder pädagogischen Gründe angab – als fragwürdig. Eine sicherere Alternative wäre es gewesen, jede Bezugnahme auf Alfreds biologische Familie zu vermeiden, auch wenn es im Rückblick unmöglich ist zu sagen, ob dies letztlich einen Unterschied gemacht hätte. Der Befund selbst ist im Tonfall eher wohlwollend: Asperger hielt Alfred für fähig, unter Erwachsenen zu funktionieren, da diese sich durch sein Verhalten weniger provoziert fühlen würden als Kinder. Letztlich wurde Aspergers Empfehlung nicht befolgt und Alfred kam in ein jüdisches Waisenhaus. Sein weiteres Schicksal ist unbekannt.[67]

Walter Brucker wurde am 14. März 1938, am Tag nach dem Anschluss, wegen »Aufregungszuständen« an der Klinik aufgenommen. Seine Akte erlaubt einen seltenen Einblick in den Alltag auf Aspergers Station während dieser kritischen Tage. Am 15. März musste Walter inmitten jubelnder Jugendlicher eine triumphale Rede Hitlers anhören. Obwohl Walter als Jude allen Grund zur Panik hatte, wurde ihm seine ängstliche Reaktion angelastet. Die Krankenakte hält zu diesem Tag fest (nicht in Aspergers Handschrift):

66 Die Stadt war für ungefähr 200 jüdische Pflegekinder verantwortlich; es ist nicht bekannt, wie viele davon bei nichtjüdischen Pflegefamilien untergebracht waren.

67 WStLA, 1.3.2.209.1.A47, Kinderklinik; Heilpädagogische Station: Krankengeschichten 1938, Alfred S.; 1.3.2.209.1.A57, Psychiatrie: Krankengeschichten: Männer, Alfred S. (Bei Personen, die noch am Leben sein könnten, ist aufgrund der österreichischen Rechtslage eine Anonymisierung nötig.)

> »Er ist viel unangenehmer als vor 3 Wochen, als er da war. Bei der ›Hitler Rede‹ stützte er seine Hände auf den Tisch, legte seinen Kopf hinein, stierte vor sich hin ins Leere, war sehr aufgebracht; wenn ein Kind gejubelt hat so riß er seine Augen auf und wurde ganz blaß.«

In seinem Befund ignorierte Asperger die prekäre Situation des Jungen nahezu vollständig und interpretierte seine psychischen Probleme wie folgt: »Schwer psychopathisches Bild, dessen wesentliches Symptom eine besondere Empfindlichkeit und paranoide Reizbarkeit ist.« Damit pathologisierte und entpolitisierte Asperger die Reaktionen des Jungen auf die damals in der Stadt allgegenwärtige antijüdische Verfolgung; auf der Grundlage derselben Logik betonte er in einer Formulierung, die vielleicht großzügig gemeint war, dass Walter für seine manchmal aggressiven Reaktionen nicht voll verantwortlich gemacht werden könne. Asperger überging die Tatsache, dass Walter als jüdisch galt und sein Leben daher durch das Regime bedroht war. Obwohl dies im Einklang mit Aspergers allgemeiner Tendenz steht, psychische Störungen eher auf »Konstitution« als auf Umweltfaktoren zurückzuführen, ist es auch möglich, dass er in diesem konkreten Fall versuchte, den jüdischen Hintergrund des Jungen nicht hervorzuheben (im Gegensatz zu seiner Herangehensweise im Fall von Alfred). Wie sich zeigte, hatte Walter in der Tat allen Grund zur Angst. Er starb am 26. Februar 1945 als Sklavenarbeiter beim »Projekt Riese« in Niederschlesien, das unter anderem dem Bau eines neuen Hauptquartiers für Hitler diente.[68]

Die überlieferten Dokumente enthalten keinen Hinweis auf eine persönliche Abneigung Aspergers gegenüber Jüdinnen und Juden, aber es ist auch keine Empathie für deren Notlage unter der NS-Herrschaft zu erkennen.[69] Der Befund, den er im November 1940 über den elfjährigen Ivo P. schrieb, stützt diese Interpretation. Darin betonte Asperger, dieser sei »keineswegs von [sic] Wesen dissozial« und wäre bei Anstaltsunterbringung und »guter, lückenloser Führung« durchaus aussichtsreich. Als Nachsatz fügte Asperger hinzu: »Die Schwierigkeit ist nur, dass der Bub Mischling I. Grades ist« – eine durch die Nürnberger Gesetze eingeführte Katego-

68 DÖW, Datenbank der Shoah-Opfer, Eintrag Walter Brucker. https://www.doew.at/erinnern/personendatenbanken/shoah-opfer (05.06.2024).

69 WStLA, 1.3.2.209.1.A47, Kinderklinik; Heilpädagogische Station: Krankengeschichten 1938, Walter Brucker.

rie, deren Verwendung unter den gegebenen Umständen für den Jungen extrem gefährlich war.[70]

Zuschreibungen von antisemitischen Stereotypen wurden – nicht überraschend – nach dem Anschluss häufiger. Die neunjährige Marie Klein, aufgenommen Ende 1939, wurde von einem von Aspergers Assistenten als »[n]ormal entwickeltes, etwas untergewichtiges Mädchen von jüdischem Aussehen« beschrieben. Asperger selber bemerkte zu ihrer Sprache: »Auffallend derber Dialekt (passt nicht zu ihrem recht jüdisch wirkenden Wesen)« und kennzeichnete sie auf dem Deckblatt ihrer Krankengeschichte als »Mischling«. Laut ihrer Akte hatte Marie nie Schwierigkeiten verursacht, bis sie und ihre Mutter – eine Katholikin jüdischer Abstammung – im August 1938 aus ihrer Wohnung vertrieben worden waren.[71] Sie mussten in ein Heim umziehen, das von der katholischen Hilfsorganisation Caritas Socialis für Katholiken jüdischer Abstammung und als »nicht-arisch« klassifizierte Kinder betrieben wurde.[72] Von da an begann Marie zu heftigen Wutanfällen zu neigen, welche zu ihrer Aufnahme zuerst an der psychiatrischen Klinik und dann auf Aspergers Station führte. Ihre Berichte über schwere Misshandlungen, die sie im Heim erlitten hatte, wurden als Lügen abgetan, statt diese als mögliche Erklärung für ihr verändertes Verhalten in Betracht zu ziehen.[73] Zwei Jahre nach ihrer Transferierung im Februar 1940 von der heilpädagogischen Station in ein Kinderheim wurde Marie Klein in das Getto von Włodawa deportiert, elf Kilometer nördlich des Vernichtungslagers Sobibor. Der genaue Zeitpunkt ihres Todes ist unbekannt, aber im Sommer 1942 wurde eine »Aktion«

70 WStLA, 1.3.2.209.1.A47, Kinderklinik; Heilpädagogische Station: Krankengeschichten 1938, Ivo P. So wie in vielen anderen Fällen nach dem März 1938 schloss Asperger sein Gutachten über Ivo mit »Heil Hitler«. In seinen Überweisungen auf den Spiegelgrund zeigte Asperger häufig eine ähnliche Distanziertheit; trotz dessen Funktion als Tötungsanstalt bezog er sich darauf, als ob es sich um eine normale pädagogische Einrichtung handelte. Für eine Analyse dieser Überweisungen siehe die Kapitel »Grenzen der ›Bildungsfähigkeit‹« und »Aspergers Diagnosen im Vergleich zu jenen vom Spiegelgrund«. Ivo P. kam nicht in eine reguläre Anstalt, wie von Asperger empfohlen, sondern in ein Heim für »nicht-arische« Kinder. Seine Spur in den Unterlagen der Jugendfürsorge verliert sich 1943: 1.3.2.207.A6, KÜST-Kartei, Ivo P.

71 WStLA, 1.3.2.209.1.A47, Kinderklinik; Heilpädagogische Station: Krankengeschichten 1939, Marie Klein.

72 WStLA, 1.3.2.212, A 5/4, Gundel an Scharizer (Stellvertretender Gauleiter), 3. April 1941.

73 WStLA, 1.3.2.209.1.A47, Kinderklinik; Heilpädagogische Station: Krankengeschichten 1939, Marie Klein.

speziell gegen jüdische Kinder zwischen zehn und 14 Jahren durchgeführt, die von ihren Eltern getrennt und in den Gaskammern von Sobibor ermordet wurden. Marie wäre damals zwölf Jahre alt gewesen.[74]

Lizzy Hofbauer, ein zwölfjähriges jüdisches Mädchen, wurde 1939 wegen schwerer psychischer Probleme aufgenommen: »2 Tage vor der Aufnahme benahm sie sich verrückt. Redete von Judenverfolgung, hatte große Angst, fragt sich selbst, ob sie verwirrt oder wahnsinnig sei. Sie hielt einen bekannten Juden für erhängt, wurde aber vom Gegenteil überzeugt.« Asperger deutete diese Anzeichen der Not als Symptome von Schizophrenie und hielt fest: »Für Alter und Rasse auffallend rückständige Sexualentwicklung.«[75] Diese Kommentare legen nahe, dass Asperger zumindest teilweise die damals kursierenden sexualisierten antijüdischen Stereotypen verinnerlicht hatte.

Dies führt zu der allgemeineren Frage, ob Asperger antisemitische Ansichten vertrat. Abgesehen von den hier zitierten Krankengeschichten gibt es dazu kaum direkte Quellen. Auf der einen Seite war die Feindseligkeit gegenüber der jüdischen Minderheit und deren angeblich korrumpierendem Einfluss ein gemeinsamer ideologischer Nenner der Kreise, denen As-

74 DÖW, Datenbank der Shoah-Opfer, Eintrag Marie Klein. https://www.doew.at/erinnern/personendatenbanken/shoah-opfer (05.06.2024). DÖW, Dauerausstellung online, Eintrag zu Włodawa. https://ausstellung.de.doew.at/index.php?b=199&hl=wlodawa (05.06.2024).

75 WStLA, 1.3.2.209.1.A47, Kinderklinik; Heilpädagogische Station: Krankengeschichten 1939, Lizzy Hofbauer. Im Februar 1941 war sie Patientin im Wiener Rothschild-Spital, auf der Abteilung von Viktor Frankl (1905–1997). Dieser sollte nach dem Krieg als Autor des Bestsellers *Man's Search for Meaning* (V. E. Frankl, 1946a; basierend auf V. E. Frankl, 1946b) und als Schöpfer der Logotherapie und Existenzanalyse zu weltweiter Berühmtheit gelangen. Frankl ersuchte den Leiter der Psychiatrisch-Neurologischen Universitätsklinik Otto Pötzl (1877–1962), die Patientin zu übernehmen, da an seiner eigenen Abteilung kein Platz sei. Kurz darauf wurde Lizzy Hofbauer von der Universitätsklinik in die Heil- und Pflegeanstalt Am Steinhof überstellt und von dort, zehn Tage nach Frankls Brief, in die »T4«-Vergasungsanstalt in Hartheim bei Linz gebracht: WStLA, 1.3.2.209.1.A56, Krankengeschichte Lizzy Hofbauer; WStLA, 1.3.2.209.2.B5, Standesprotokoll 1941. Dieser Fall steht im Widerspruch zu der späteren Erzählung Frankls, Pötzl und er selber hätten gemeinsam jüdische Patient:innen vor der »Euthanasie« gerettet, indem sie diese unter falschen Diagnosen von Pötzls Klinik ins jüdische Altersheim (das unter Frankls ärztlicher Leitung stand) transferiert hätten (Frankl, 1995, S. 60f.). Zu Frankls Schicksal im Nationalsozialismus und zu den in diesem Zusammenhang von Pytell (2015) gegen ihn erhobenen Vorwürfen siehe nun die Verteidigungsschrift von Batthyány (2021) (wenn auch ohne neue Informationen zu den angeblichen Rettungsversuchen).

perger nahestand. Bis zu seinem Lebensende distanzierte er sich, was seine öffentlichen Äußerungen anbelangt, weder von dem rassistischen Antisemitismus, der das österreichische und deutsche politische Leben im zwanzigsten Jahrhundert durchdrang, noch äußerte er sich zu der Vernichtung, die dies während des Holocaust über die jüdische Bevölkerung Europas gebracht hatte.[76] Auf der anderen Seite arbeitete Asperger vor dem Anschluss eng mit jüdischen Kolleg:innen wie Anni Weiss und Georg Frankl zusammen – eine Beziehung, die aufgrund der engen Gemeinschaft auf der heilpädagogischen Station über das rein Berufliche hinausging und nach dem Krieg erneuert wurde (Asperger Felder, 2008, S. 102ff., 109). Wie zahlreiche Aspekte in Aspergers Leben war auch sein Verhältnis zum Judentum voller Ambivalenz. Eine zusätzliche Komplikation ergibt sich daraus, dass seine frühe Karriere von der Vertreibung so vieler jüdischer Kolleg:innen profitierte – einschließlich mancher, mit denen er freundschaftlich verbunden war.

76 Zur Geschichte des Antisemitismus in Österreich siehe unter anderem Pauley (1993).

»... so tun wir damit auch unserem Volk den besten Dienst«

Asperger und die »Rassenhygiene«

Obwohl Asperger während der NS-Zeit mindestens ein Dutzend Arbeiten veröffentlichte, konzentriert sich die vorhandene Sekundärliteratur, vor allem die englischsprachige, fast ausschließlich auf zwei davon: »Das psychisch abnorme Kind« von 1938 und »Die ›Autistischen Psychopathen‹ im Kindesalter« von 1944 (Asperger, 1938; Asperger, 1944a). Im Folgenden werde ich diesen engen Rahmen erweitern und eine Analyse vorstellen, die auf dem gesamten Spektrum der von Asperger im fraglichen Zeitraum veröffentlichten Aussagen über Politik, »Rassenhygiene« und die Rolle der Heilpädagogik in der Gesellschaft basiert. Dabei werde ich zeigen, dass Asperger bei verschiedenen Gelegenheiten die Grundsätze der »Rassenhygiene« und des nationalsozialistischen Verständnisses von Medizin unterstützte und zu deren Legitimierung beitrug.

Unter Aspergers Publikationen aus der NS-Zeit sticht der erwähnte Beitrag von 1938 aus mehreren Gründen hervor. Er erschien fünf Jahre vor Leo Kanners berühmtem Artikel von 1943 über frühkindlichen Autismus und bietet die erste wissenschaftliche Darstellung der »autistischen Psychopathie« als einem eigenständigen Syndrom.[77] Als schriftliche Fassung einer weniger als sieben Monate nach dem Anschluss gehaltenen Vorlesung geht daraus auch hervor, wie Asperger sich gegenüber den neuen Machthabern als jemand positionierte, auf dessen Anpassungsbereitschaft gegenüber der neuen politischen Situation man vertrauen konnte. Bezeichnenderweise eröffnete Asperger seinen Beitrag mit einem Bekenntnis zu der antiindividualistischen und totalitären Auffassung des Nationalsozialismus von Medizin und Gesundheit:

> »Wir stehen mitten in einem gewaltigen Umbau unseres geistigen Lebens, der alle Gebiete dieses Lebens ergriffen hat, nicht zum wenigsten die Medi-

---

77 Vergleichbare Symptomatiken wurden wie erwähnt bereits früher beschrieben.

zin. Der tragende Gedanke des neuen Reiches: Das Ganze ist mehr als der Teil, das Volk wichtiger als der einzelne – mußte hier, wo es um das kostbarste Gut der Nation, um seine Gesundheit geht, in unserer ganzen Einstellung zu tiefgreifenden Veränderungen führen« (Asperger, 1938, S. 1314).

Bis zum Beginn der »Euthanasie«-Morde 1939 war die schwerwiegendste Folge dieser Ideen das »Gesetz zur Verhütung erbkranken Nachwuchses« vom Juli 1933, auf dessen Basis bis Anfang 1938 bereits 220.000 Personen in Deutschland zwangssterilisiert worden waren (Bock, 1986, S. 233).[78] Aspergers ärztliches Publikum war sich über diese Vorgänge, die in medizinischen Kreisen breit diskutiert worden waren, im Klaren – sodass nicht zweifelhaft sein konnte, was er mit dem folgendem Aufruf zur Zusammenarbeit mit der Sterilisationspolitik des Regimes meinte:

> »Sie wissen, mit welchen Mitteln man danach strebt, die Weitergabe krankhaften Erbgutes – in sehr vielen Fällen, die hierher gehören, handelt es sich um erbliche Störungen – zu verhindern und das Erbgesunde zu fördern. Wir Ärzte müssen uns den Aufgaben, die uns gerade auf diesem Gebiet erwachsen, mit voller Verantwortung unterziehen« (Asperger, 1938, S. 1314).

Asperger wiederholte dieses Motiv einer »verantwortungsvollen Zusammenarbeit« mit der NS-»Rassenhygiene« in späteren Schriften. Wir werden in Kürze sehen, was diese Aufgaben mit sich brachten und wie er sie im Zusammenhang mit seiner eigenen Arbeit handhabte. Im weiteren Verlauf seines Vortrags präzisierte er, wie das Sterilisationsgesetz im Hinblick auf jene Kinder anzuwenden sei, die »in fast allen Zügen den Gegensatz des eben Geschilderten« (also des in der Arbeit erstmals beschriebenen hochfunktionalen autistischen Typus) darstellten:

> »Diese Kinder sind intellektuell unterdurchschnittlich entwickelt (bis zur Debilität), wobei hier unter Intelligenz die abstrakte Intelligenz verstanden ist, während der praktische Verstand, kurz gesagt, alles was mit dem Instinkt zusammenhängt, darum auch die praktische Brauchbarkeit, aber auch die Werte des Gemütes relativ viel besser entwickelt sind. Diese letzteren Fälle sind wichtig – oder werden es bei uns werden, wenn das ›Gesetz zur Ver-

78 Die Gesamtzahl der erzwungenen Sterilisationen zwischen 1934 and 1945 liegt nach Schätzungen bei 400.000 (Bock, 1986, S. 238).

hütung erbkranken Nachwuchses‹ auch bei uns in Kraft tritt. Wird der Arzt als Begutachter in solchen Fällen vor eine Entscheidung gestellt, so wird er diese nicht allein nach dem Ergebnis der Beantwortung eines Fragebogens oder nach der Ziffer des Intelligenzquotienten treffen dürfen, sondern in erster Linie nach seiner Kenntnis der kindlichen Persönlichkeit, eine Kenntnis, die alle Fähigkeiten des Kindes, nicht nur die abstrakte Intelligenz in Rechnung zieht« (Asperger, 1938, S. 1317).

Diese Passage ist als Beweis dafür zitiert worden, dass Asperger öffentlich versuchte, seine Patienten vor Zwangssterilisationen zu schützen (Schirmer, 2002, S. 364; vorsichtiger Gröger, 2003, S. 206f.). Dieser Aufruf zur Zurückhaltung ist umso bemerkenswerter angesichts der laufenden Untersuchung über die politische Zuverlässigkeit Aspergers (abgeschlossen im Juni 1939, siehe oben). Es stellt sich die Frage: Warum schadeten diese Kommentare offenbar nicht seinem Ansehen in den Augen der NSDAP, deren Funktionäre wie erwähnt zu dem Schluss kamen, dass er mit der NS-»Rassenhygiene« konform ging?

Dabei sollte beachtet werden, dass die Forderung nach einem »ganzheitlichen« Ansatz bei der Beurteilung der Persönlichkeit von Kindern als solche nicht ungewöhnlich war – tatsächlich war dies ein seit den Tagen Lazars an der heilpädagogischen Station vertretenes Prinzip. Auch im ideologischen Kontext Wiens nach dem Anschluss widersprach die Betonung von »praktischer Intelligenz« und »Gemüt« gegenüber der »abstrakten Intelligenz« durchaus nicht der offiziellen Linie – dies passte vielmehr zu der grundsätzlichen Verachtung der Nationalsozialisten gegenüber dem als typisch »jüdisch« abgewerteten analytischen Denken. Tatsächlich definierte auch der offizielle Kommentar zum Sterilisationsgesetz die Indikation »Schwachsinn« in ähnlicher Weise (Gütt, Rüdin & Ruttke, 1934, S. 119). Der Begriff der »Lebensbewährung«, den die Sterilisationsgerichte in Fällen mit unklaren Erbverhältnissen anwandten, unterstreicht ebenfalls, wie die »Rassenhygiene« von einem »ganzheitlichen« Verständnis von Intelligenz geleitet wurde (Gütt, Rüdin & Ruttke, 1936, S. 124). Ab 1940 wurden praktische Fähigkeiten und Leistungsfähigkeit bei Entscheidungen über »rassenhygienische« Maßnahmen sogar zu den entscheidenden Kriterien.[79]

79 WStLA, 1.3.2.212.A7/7, »Richtlinien für die Beurteilung der Erbgesundheit«, Runderlass des Reichs- und Preußischen Ministeriums des Innern, 18. Juli 1940.

Es ist wichtig darauf hinzuweisen, dass Asperger Fähigkeiten der Kinder hervorhob, während viele andere in erster Linie auf Mängel fokussierten. Die Beurteilung des »Erbwertes« einer Person nach einer Reihe von Kriterien statt nur nach Intelligenz konnte aber insgesamt gesehen für die Betroffenen sowohl positive als auch negative Konsequenzen haben: Die als »autistische Psychopathen« kategorisierten Kinder wären wohl bei einer Beurteilung nur aufgrund der Intelligenz besser dagestanden. Aspergers Rede von 1938 sollte aus den genannten Gründen nicht als grundlegende Kritik an der »Rassenhygiene« fehlgedeutet werden. Sie ist aber ein Beispiel dafür, wie es ihm gelang, bestimmte Anliegen zu formulieren, ohne die Grenzen des politisch Akzeptablen zu verletzen.

In einer anderen Veröffentlichung (im Jahr 1939) brachte Asperger die zentralen Grundsätze der NS-Medizin auf den Punkt, einschließlich ihrer typisch euphemistischen Sprache (»einschränkende Arbeit«):

> »Im neuen Deutschland haben wir Ärzte zu unseren alten eine Fülle neuer Pflichten übernommen. Zu der Aufgabe, dem einzelnen Kranken zu helfen, kommt die hohe Verpflichtung, für die Gesundheit des Volkes zu sorgen, die mehr ist als das Wohlergehen des einzelnen. Ich brauche nicht aufzuzählen, mit welch ungeheurem Einsatz hier im positiven, fördernden Sinn gearbeitet wird; wir wissen aber alle, daß wir auch einschränkende Arbeit zu leisten haben. So wie der Arzt bei der Behandlung des einzelnen oft schmerzhafte Einschnitte machen muß, so müssen auch wir aus hoher Verantwortung Einschnitte im Volkskörper machen: wir müssen dafür sorgen, daß das, was krank ist und diese Krankheit in fernere Generationen weitergeben würde, zu des einzelnen und des Volkes Unheil, an der Weitergabe des kranken Erbgutes verhindert wird« (Asperger, 1939, S. 943).

Der potenzielle Einfluss der NS-»Rassenhygiene« auf Aspergers Arbeit hing wesentlich davon ab, welche Rolle bei Persönlichkeitsmerkmalen und psychischen Störungen man der Vererbung zuschrieb. In diesem Zusammenhang betonte Asperger die Vorteile optimaler Umweltbedingungen (wie sie seiner Meinung nach an der Wiener Klinik herrschten), selbst wenn die erbliche Ausstattung (auf die er sich häufig mit dem Begriff der »Konstitution« bezog) mangelhaft war:

> »Wir sind darum mit an erster Stelle berufen, zu jenem wohl wichtigsten Gebiet der menschlichen Erbforschung, zu den Fragen der Vererbung geis-

> tiger Eigenschaften und geistiger Abnormitäten, Entscheidendes beizutragen. Wir haben auch voranzustehen in der praktisch-eugenischen Arbeit, vor allem in den mit dem Gesetz zur Verhütung erbkranken Nachwuchses zusammenhängenden Problemen – und zwar nicht nur die Ärzte, sondern auch die in unserer Arbeit stehenden Sonderschullehrer. Wir haben aber auch [...] wie wenig andere Gelegenheit, die entscheidende Frage zu studieren: ›Welchen Einfluß haben optimale Umweltbedingungen bei anlagemäßig Belasteten, was kann die ›Erziehung trotz Vererbung‹ leisten, lohnt sich die pädagogische Arbeit auch bei aus der Norm fallenden Menschen?‹« (Asperger, 1942, S. 353)

Auch wenn viele »Rassenhygieniker« sich stärker an einem dogmatischen genetischen Determinismus orientierten, war die NS-Ideologie nicht monolithisch. Aspergers flexibler Ansatz war nicht nur mit brutalen Maßnahmen wie Zwangssterilisationen vereinbar (wie dieses Zitat veranschaulicht), sondern stand auch im Einklang mit anderen mächtigen Strömungen wie dem in der Hitlerjugend herrschenden Verständnis von Pädagogik und Führung oder dem Mainstream der nazifizierten Heilpädagogik (Brill, 2011, S. 161ff., 178–192).[80]

In seiner 1944 veröffentlichten Habilitationsschrift über die »autistischen Psychopathen« wiederholte Asperger seine Überzeugung, dass die geistigen Entwicklungsmöglichkeiten eines Individuums in erster Linie durch die genetische Ausstattung bestimmt werden. Die Heilpädagogik konnte daher nur hoffen, innerhalb dieser gegebenen Parameter Verbesserungen zu erreichen: »Längst ist die Frage entschieden, daß auch psychopathische Zustände konstitutionell verankert und darum auch vererbbar sind; freilich auch, daß es eine eitle Hoffnung ist, einen klaren, einfachen Erbgang aufzuzeigen« (Asperger, 1944a, S. 135). Während sich diese Sichtweise im Hinblick auf spezifische Störungen wie Autismus bewährt hat, war sie in anderen Fällen schwer verfehlt, etwa wenn Asperger bereits bei Kindern im Alter von fünf Jahren Diagnosen stellte, die an Lombrosos »geborene Prostituierte« beziehungsweise »geborene Verbrecher« erinnerten. In Fällen von sexuellem Missbrauch neigte er dazu, den Opfern

80 Brill zeigt auch, dass (Sonder-)Pädagog:innen häufig versuchten, ihre professionelle Position zu verbessern, indem sie das Potenzial ihrer eigenen Klientel betonten, oft auf Kosten anderer, auf der Werthierarchie weiter unten positionierter Gruppen – eine Strategie, die er als »Abgrenzung nach unten« bezeichnet.

die Schuld zu geben, beruhend auf der Vorstellung von anlagemäßig bestimmten Verhaltensmustern, die die Täter angeblich ermutigt (oder »verführt«) hatten.[81]

Ein Schlüsselelement im etablierten Narrativ von Asperger als prinzipienfester Gegner der NS-Politik leitet sich aus seinen wiederholten Aufrufen ab, schwierige Kinder mit größter Hingabe zu behandeln, um ihnen bei der Bewältigung ihrer Herausforderungen zu helfen (Feinstein, 2010, S. 17; Silberman, 2015, S. 127ff.). Einige von Aspergers Veröffentlichungen vermitteln in der Tat eine Haltung der Sympathie gegenüber seinen Patient:innen und er plädierte bei mehreren Gelegenheiten dafür, ihnen mit Toleranz und Aufmerksamkeit zu begegnen. Eine der bedeutendsten Passagen in dieser Hinsicht findet sich in seiner 1944 erschienenen Habilitationsschrift:

> »Wir finden, daß auch solche Menschen ihren Platz in dem Organismus der sozialen Gemeinschaft haben, den sie voll ausfüllen, manche vielleicht in einer Weise, wie das sonst niemand könnte. [...] Gerade bei solchen Charakteren zeigt sich, wie entwicklungs- und anpassungsfähig auch abartige Persönlichkeiten sein können, wie so oft Möglichkeiten einer sozialen Einordnung im Laufe der Entwicklung auftauchen, die man früher in den Menschen nicht vermutet hätte. Diese Tatsache bestimmt denn auch unsere Einstellung und unser Werturteil gegenüber schwierigen Menschen dieser und anderer Art und gibt uns das Recht und die Pflicht, uns für sie mit unserer ganzen Persönlichkeit einzusetzen« (Asperger, 1944a, S. 135).

Dies steht im Einklang mit seinem Vortrag von 1938, in dem er ebenfalls seine Entschlossenheit zum Ausdruck brachte, sich auf die Seite seiner Patient:innen zu stellen:

> »Lassen Sie mich aber heute das Problem nicht vom Standpunkt der Volksgesamtheit aus erörtern – dann müßte man vor allem das Gesetz zur Verhü-

81 WStLA, 1.3.2.209.1.A47, Kinderklinik; Heilpädagogische Station: Krankengeschichten – zum Beispiel die Krankengeschichte von Elfriede P. (1935), deren sexuellen Missbrauch im Alter von fünf Jahren Asperger damit kommentierte, dass sie »daran recht interessiert war«; oder Kurt K. (1936), den Asperger im Alter von zwölf Jahren wegen einer »psychopathischen Haltlosigkeit« »kriminell als schwerstens gefährdet« einstufte. Siehe dazu auch das Kapitel über die Nachkriegszeit.

> tung erbkranken Nachwuchses besprechen –, sondern vom Standpunkt der abnormen Kinder aus. Wieviel können wir für diese Kinder leisten? soll die Frage sein« (Asperger, 1938, S. 1314).

Auch hier ist die Frage, ob dieser Zugang Asperger in Konflikt mit dem Regime oder sogar in die Gefahr von Repressalien brachte, was eine zentrale Behauptung im Narrativ seines angeblichen Widerstands gegen die Nationalsozialisten ist. Die vorhandenen Belege stützen dies jedoch nicht. Immerhin wurden Aspergers Äußerungen weiter in von NS-Anhängern kontrollierten Zeitschriften veröffentlicht – allein diese Tatsache zeigt, dass diese nicht als regimekritisch gelten konnten. Zudem schritt Aspergers Karriere in dieser Zeit ungehindert voran. Im Zuge von Beförderungen wurde er wiederholt überprüft und erhielt, wie im Kapitel »Politischer Werdegang nach dem Anschluss 1938« erörtert, hinsichtlich seiner politischen Zuverlässigkeit jeweils positive Beurteilungen.

Die Ermordung von Menschen mit geistigen Behinderungen im Rahmen der »Euthanasie« sollte nicht zu dem Missverständnis verleiten, therapeutische Unterstützung für »abnorme« Kinder hätte im NS-Staat überhaupt keinen Platz gehabt. Aufgrund des zunehmenden Arbeitskräftemangels wurde es zu einem politischen und militärischen Gebot, so viele potenzielle Arbeitskräfte wie möglich zu rehabilitieren – darunter auch Menschen, die als »erbbiologisch minderwertig« galten. Im Kontext der »Euthanasie«-Morde ging die Vernichtung »unheilbarer« Patient:innen – nachdem Versuche, ihren Zustand zu verbessern, gescheitert waren – mit einem gestiegenen Interesse an »aktiver Therapie« einher. Diese Dichotomie von Heilung und Vernichtung zeigt sich zum Beispiel bei der Einführung der Elektroschocktherapie. Diese wurde von der für die Vergasung von Zehntausenden von Patientinnen und Patienten verantwortlichen »T4«-Organisation gefördert, um die Restgruppe der »Unheilbaren« zu reduzieren (Schmuhl, 1994).[82] Unter diesem Gesichtspunkt stand Aspergers Plädoyer, keine Mühe bei der Erziehung und Betreuung

82 Gegen diese Sicht wurde eingewendet, dass die Durchsetzung der Elektrokrampftherapie (EKT) in NS-Deutschland tatsächlich zögerlicher verlief als früher angenommen (van den Bussche, 2015; Rzesnitzek & Lang, 2017). Meine Argumentation hier beruht aber auf dem Interesse, das die »T4«-Organisation dieser neuen Therapie entgegenbrachte und das nicht infrage steht. Zur Geschichte der EKT in NS-Deutschland siehe inzwischen auch Gazdag et al. (2017) und Czech et al. (2020).

»schwieriger« Kinder zu scheuen, nicht notwendigerweise im Widerspruch zu NS-Pädagogik und »Rassenhygiene«; diese Forderung war vielmehr ohne Weiteres kompatibel mit dem Ziel des NS-Staates, Kinder und Jugendliche, die als der »Volksgemeinschaft« prinzipiell würdig erachtet wurden, zu disziplinieren und – allenfalls unter Zwang – zu integrieren. Dies wurde von Asperger selber betont, der immer wieder auf die produktive Rolle der Heilpädagogik innerhalb der neuen NS-Ordnung hinwies, so auch in seiner Rede von 1938:

> »Und wenn wir mit all unserer Hingabe ihnen helfen, so tun wir damit auch unserem Volk den besten Dienst; nicht nur dadurch, daß wir verhindern, daß jene durch ihre dissozialen und kriminellen Taten die Volksgemeinschaft belasten, sondern auch dadurch, daß wir zu erreichen suchen, daß sie als arbeitende Menschen ihren Platz in dem lebendigen Organismus des Volkes ausfüllen« (Asperger, 1938, S. 1314).

Tatsächlich befürworteten selbst die radikalsten Nationalsozialisten unter Aspergers Kollegen therapeutische Bemühungen für diejenigen, die als potenzieller Zugewinn für den Staat angesehen wurden. Das gilt für Aspergers Mentor Franz Hamburger und es trifft auch auf Erwin Jekelius zu, einen an Hamburgers Klinik ausgebildeten Jugendpsychiater, der 1940 zum Hauptorganisator der »T4«-Mordaktion in Wien wurde. Er sorgte dafür, dass die örtlichen Behörden und psychiatrischen Anstalten kooperierten und dass die Operation reibungslos ablief. Von Juni 1940 bis Ende 1941 leitete Jekelius außerdem die Kindertötungseinrichtung Am Spiegelgrund, in der Hunderte von Kindern mit Behinderungen ermordet wurden.[83]

Jekelius hatte einen Teil seiner Ausbildung zwischen August 1933 und

83 Jekelius fiel 1941 bei Hitler wegen einer Affäre mit dessen in Wien lebender Schwester Paula Hitler in Ungnade. Er wurde eingezogen und an die Ostfront geschickt. Nach dem Krieg wurde er von den Sowjets verhaftet und vor Gericht gestellt. Er starb 1952 in einem Moskauer Gefängnis. Ministerium für Staatssicherheit der UdSSR, Verhörprotokoll des Inhaftierten Erwin Jekelius (Kopie und Übersetzung in DÖW 51401). Für weitere Details zu Jekelius siehe Czech (2014b). Die Vergasung von Psychiatriepatient:innen im Rahmen der »Aktion T4« wurde im August 1941 nach Protesten vonseiten der Kirchen und von Angehörigen der Opfer abgebrochen. In zahlreichen psychiatrischen Anstalten kam es aber bis 1945 zu Tötungen von Patient:innen – durch Hunger und Vernachlässigung, aber auch direktere Methoden wie Vergiftung oder elektrischer Strom (Czech, 2012; Czech, 2016a).

Februar 1936 an der heilpädagogischen Station unter der Leitung von Asperger absolviert (Jekelius, 1936; Asperger Felder, 2008, S. 102). Die beiden Männer unterhielten auch während der NS-Zeit berufliche Kontakte. Als Jekelius 1941 der erste Vorsitzende der neu gegründeten Wiener heilpädagogischen Gesellschaft wurde, vertrat Asperger dort zusammen mit Hamburger die Kinderklinik (Hubenstorf, 2005, S. 172f.). Am Wiener Hauptgesundheitsamt leitete Jekelius zudem das Referat »Fürsorge für Geisteskranke, Psychopathen und Süchtige« – eine Position, die er auch als Deckmantel für seine Aktivitäten im Rahmen der »T4« nutzte. Asperger begann am 1. Oktober 1940 eine nebenberufliche Tätigkeit am Hauptgesundheitsamt als Facharzt und Gutachter für Kinder mit geistigen »Auffälligkeiten«. Ein Dokument in Aspergers Personalakte deutet darauf hin, dass er in dieser Funktion dem Referat von Jekelius zugeteilt war, während andere Dokumente auf das Referat Schulkinderfürsorge verweisen. Die Diskrepanz hat möglicherweise mit den damaligen umfassenden organisatorischen Änderungen in der Stadtverwaltung zu tun.[84] Die Tatsache, dass Asperger als Mitarbeiter von Jekelius genannt wird, legt jedenfalls nahe, dass er die Stelle auf Empfehlung von Jekelius oder zumindest mit dessen Zustimmung erhielt. Aufgrund der Quellenlage ist nichts Näheres über Aspergers Tätigkeit für die Stadt in diesem Rahmen (einschließlich einer möglichen Zusammenarbeit mit Jekelius) bekannt – mit der entscheidenden Ausnahme der Untersuchung von mehr als 200 Kindern in der Heil- und Pflegeanstalt Gugging bei Wien, von denen viele in die von Jekelius geleitete Spiegelgrund-Anstalt und damit in den Tod geschickt wurden (siehe das Kapitel »Grenzen der ›Bildungsfähigkeit‹«).

Erwin Jekelius verkörpert die NS-Medizin in ihren unmenschlichsten Extremen: ein fanatischer NS-Anhänger und Mörder, verantwortlich für den Tod Tausender Menschen. Wäre Asperger in wesentlichen Punkten von der Parteilinie abgewichen, hätte Jekelius ihn gewiss in die Schranken gewiesen. Stattdessen hatte Jekelius Folgendes über Asperger und dessen therapeutischen Ansatz zu sagen:

> »Bei dieser Gelegenheit möchte ich an den gehaltvollen Vortrag erinnern, den unser Dr. Asperger im vorigen Jahre an dieser Stelle über Heilpädagogik hielt: Er führte damals eindringlich und überzeugend aus, daß man gerade

84 WStLA, 1.3.2.202, Personalakt Hans Asperger, Fragebogen für den Personalkataster, 27. November 1940, und weitere Dokumente in der Akte.

> im Dritten Reich bei der Fülle von neuen Aufgaben und bei dem Mangel an Arbeitskräften keinesfalls auf die ›am Rande Stehenden‹ verzichten dürfe. Er brachte auch eindrucksvolle Beispiele von ehemaligen Zöglingen der heilpädagogischen Abteilung, die sich während des großen Ringens um die endgültige Befreiung unseres deutschen Volkes an der äußeren und inneren Front glänzend bewährt hatten. Und mancher ehemals ›Schwererziehbare‹, der heute das Eiserne Kreuz für tapferes Verhalten vor dem Feinde erhielt, wäre wahrscheinlich vor die Hunde gegangen, wenn man ihn nicht nach heilpädagogischen Grundsätzen gelehrt hätte, den inneren Feind zu besiegen« (Jekelius, 1942, S. 386).

Vergleicht man ihre Schriften direkt miteinander, das sei festgehalten, so zeigt sich im Hinblick auf den Tonfall ein enormer Unterschied zwischen den beiden Männern. Dies wird nicht zuletzt im folgenden Zitat deutlich, in dem Jekelius erklärt, was mit Kindern zu tun war, die als heilpädagogisch nicht beeinflussbar galten: »Der Idiot kommt in eine Bewahranstalt und der Antisoziale in ein Konzentrationslager für Minderjährige« (ebd., S. 385).[85] Dies ist eine weitaus härtere Ausdrucksweise, als sie Asperger jemals verwendete – dieser forderte stattdessen Empathie für »abnorme« Kinder. Aber wie Jekelius' zustimmender Bezug auf Asperger zeigt, unterstützte selbst er die Rolle der Heilpädagogik bei der Rehabilitierung gestörter Kinder, um diese zu produktiven Mitgliedern der deutschen »Volksgemeinschaft« zu machen.

Diese utilitaristische Herangehensweise, weithin als Existenzberechtigung der Heilpädagogik anerkannt, zieht sich als Leitmotiv durch Aspergers Schriften während der NS-Zeit und darüber hinaus:

> »Das wollte ich von Anfang an klar herausgestellt haben, wenn ich heute von unserer ärztlichen Verpflichtung gerade dem einzelnen psychisch Ab-

85 Jekelius erwähnte die »Euthanasie«-Tötungen nicht explizit (offiziell unterlagen diese der Geheimhaltung), aber fachlichen Insider:innen musste die Bedeutung seiner Formulierung klar sein. (Im Kapitel »Grenzen der Erziehbarkeit« ist beschrieben, wie sich das Wissen um die Krankentötungen in der Bevölkerung verbreitete.) 1942 wurde die »Euthanasie«-Anstalt Am Spiegelgrund umbenannt, ihre offizielle Bezeichnung enthielt dann für eine gewisse Zeit den Begriff »Heilpädagogik« – ein weiterer Hinweis darauf, dass das Feld der Heilpädagogik als solches nicht durch das Regime bedroht war, sondern im Gegenteil eine Zeit lang sogar an Boden gewann. WStLA, 1.3.2.209.A1, Anstaltenamt, Normalien des Anstaltenamtes der Hauptabteilung V, A Nr. 500, 23. November 1942.

> normen gegenüber spreche, so wie ich diese Verpflichtung sehe. [...] Die Frage lautet: Ist die Aufgabe vollen Einsatzes wert, sich um intellektuell oder charakterlich Abnorme zu kümmern? [...] Die angeführten Tatsachen zeigen uns zur Genüge, daß wir mit dem verachtensvollen Urteil ›minderwertig‹ und etwa daraus folgenden Konsequenzen oft sehr vorsichtig sein müssen. [...] Wenn wir uns aber – und sei es in mühevoller und opferbereiter Hingabe – dieser Menschen annehmen, so werden wir wenigstens einen Teil von ihnen dazu bringen können, daß sie nicht eine Belastung und Gefährdung der Volksgemeinschaft darstellen, sondern deren schaffendes Glied« (Asperger, 1939, S. 944).

In der von Jekelius zitierten Arbeit aus dem Jahr 1941 bestimmte Asperger das Verhältnis zwischen seinem eigenen beruflichen Credo und dem pädagogischen Programm des NS-Staates in noch deutlicheren Worten:

> »Unsere Zeit hat auf dem Gebiete der Erziehung umstürzende Veränderungen hervorgebracht: Wo früher eine ganze Anzahl philosophischer, politischer, religiöser Richtungen ihr Erziehungsziel aufstellten und so miteinander konkurrierten, hat heute der Nationalsozialismus sein Erziehungsziel festgelegt und fordert, daß es als einziges Geltung habe. So sehr diese Entwicklung zu bejahen ist, müssen wir doch betonen: Dieses eine Ziel, die Einordnung in den nationalsozialistischen Staat kann bei diesen Kindern nur auf verschiedenen Wegen erreicht werden. [...] Von zahllosen Berichten und Besuchen, auch von Briefen von der Front, von Soldatenbesuchen wissen wir, wie viele von unseren ehemaligen Kindern, auch von großen Sorgenkindern, ihren Platz im Beruf, in der Wehrmacht, in der Partei voll und ganz, nicht wenige an hervorragenden Stellen ausfüllen. Von da aus wissen wir, daß der Erfolg unserer Arbeit den Einsatz lohnt« (Asperger, 1941).[86]

86 Asperger bezog sich in diesem Text ausdrücklich auf Kinder, »deren Abnormität nicht von der Art ist, daß eine Sterilisierung in Frage käme, die aber auch ohne unsere verstehende und führende Hilfe sozial scheitern würden, mit dieser Hilfe aber ihren Platz in dem großen Organismus des Volkes ausfüllen können.« Diese Kinder hatten wenig mit jenen gemeinsam, die für Zwangssterilisationen oder gar die »Kindereuthanasie« infrage kamen. Weitere Beispiele für Aspergers utilitaristische Argumentation zugunsten der Heilpädagogik finden sich in Asperger, 1939, S. 946, oder Asperger, 1944a, S. 135. Die Argumentation, dass Kinder mit »Abnormitäten« spezielle Unterstützung benötigten, um nützliche Mitglieder der Gemeinschaft (einschließlich des Militärs) zu werden, war

Die Publikation beruhte auf einem Vortrag, den Asperger im September 1940 auf einer prominent besetzten Kinderheilkunde-Tagung in Wien gehalten hatte. Asperger war einer von nur drei Referenten aus Wien. Als Hauptredner war Reichsgesundheitsführer Leonardo Conti (1900–1945) angekündigt.[87] Aspergers Bezüge auf den Krieg und die NSDAP sind im Zusammenhang mit diesem Kontext seines Vortrags zu sehen. Jedenfalls zeigt sich, dass er als vertrauenswürdig genug galt, um sein Arbeitsgebiet in einem derart prominenten Rahmen zu vertreten – und dass seine Positionen in den Augen der maßgeblichen NS-Kreise in keiner Weise als inakzeptabel oder auch nur fragwürdig galten. Bei derselben Gelegenheit formulierte Werner Villinger (1887–1961), Gründervater der Jugendpsychiatrie im nationalsozialistischen Deutschland und Gutachter für die Tötungskampagne »T4«, die Dichotomie zwischen Erziehung und »Aussonderung«: »Nur dort, wo sich dies [erfolgreiche Erziehungsversuche] als unmöglich erweist, hat Aussonderung stattzufinden, Dauerverwahrung in einer Art Arbeitskolonie« (Riedel, 1940, S. 1161).[88] Die komplexe und manchmal widersprüchliche Haltung gegenüber Kindern mit Behinderungen oder anderen Herausforderungen wird auch an der Tatsache deutlich, dass es in der Hitlerjugend spezielle Formationen für Blinde und Taube gab (Brill, 2011, S. 166–175). Wie wir gesehen haben, stand grundsätzlich außer Streit, dass der Heilpädagogik eine wichtige Rolle bei der Linderung des akuten Arbeitskräftemangels zukam, der die Kriegsanstrengungen des Deutschen Reiches bedrohte.

Die entscheidende Frage blieb: Was sollte mit jenen Kindern geschehen, deren Behinderungen so schwer waren, dass unter der damals vorherrschenden utilitaristischen Denkweise – zu der sich auch Asperger bekannte – Erziehungsbemühungen nicht zu rechtfertigen waren. Wäh-

(auch) während des Nationalsozialismus eine verbreitete Strategie in der Heilpädagogik und verwandten Feldern (siehe z. B. Brill, 2011, S. 178–192).

87 WStLA, 1.3.2.213.A1.158.160.30, Tagesordnung der vom 31. August bis 4. September 1940 in Wien stattfindenden 47. Ordentlichen Tagung der Deutschen Gesellschaft für Kinderheilkunde. Da Conti wegen eines Unfalles verhindert war, eröffnete schließlich der stellvertretende Reichsärzteführer Kurt Blome die Tagung. (Ich danke Thomas Beddies für diesen Hinweis). Conti erhängte sich 1945 in einer Gefängniszelle in Nürnberg.

88 Bei dieser Tagung wurde die Deutsche Gesellschaft für Kinderpsychiatrie und Heilpädagogik gegründet – ein weiterer Beleg dafür, dass das Regime keinen Anstoß an der Heilpädagogik an sich nahm (Nedoschill & Castell, 2001). Zu den Beiträgen auf der Wiener Tagung von 1940 siehe Anonym (1943).

rend Jekelius explizit »Konzentrationslager« (für die Rebellischen) und »Bewahranstalten« als letztes Mittel nannte (wobei er die damals unter seiner Leitung stattfindende Ermordung von Kindern mit Behinderungen verschwieg), zog es Asperger vor, sich zu dieser Frage nicht zu äußern. Dies hat wichtige Implikationen, nicht zuletzt im Hinblick auf die relativ kleine Untergruppe seiner Patient:innen, die er als »autistische Psychopathen« bezeichnete.[89] Manche Autor:innen argumentieren, dass Asperger den Fokus bewusst auf diejenigen Kinder richtete, die sich am sogenannten »hochfunktionalen« Ende des Spektrums befanden, und interpretieren dies als Taktik, um alle Kinder mit autistischen Merkmalen vor »rassenhygienischen« Maßnahmen zu schützen (z. B. Silberman, 2015, S. 129, 216). Dieses Argument ist aus mehreren Gründen problematisch.

Erstens lässt sich die Idee, dass Asperger versucht haben soll, autistische Kinder vor der NS-»Rassenhygiene« zu schützen, nicht leicht mit der Tatsache vereinbaren, dass er 1944 einen eigenen Abschnitt seiner Arbeit den erblichen Grundlagen dieses Syndroms widmete und dazu festhielt, »eine Erklärung aus exogener Verursachung« müsse »absurd erscheinen«. Während diese Position spätere Erkenntnisse der Autismusforschung vorwegnahm, stellt sich die Frage, ob es unter den gegebenen Umständen umsichtig war, die Vererbung derart hervorzuheben. Wäre der Schutz seiner autistischen Patienten sein primäres Ziel gewesen, hätte er eine flexiblere Position einnehmen können – eine, die weniger geeignet war, die Aufmerksamkeit der »Rassenhygieniker« auf diese zu lenken (Asperger, 1944a, S. 128ff.).

Zweitens waren seine Prognosen für die »autistischen Psychopathen« alles andere als grundsätzlich optimistisch. In seinem Aufsatz »Das psychisch abnorme Kind« von 1938 stellte er zwei Jungen vor. Der eine war »weit über sein Alter hinaus gescheit«, litt aber an geistiger und körperlicher »Überempfindlichkeit« (kein Bezug auf Autismus). Der andere stellte den ersten Fall eines (explizit so bezeichneten) »autistischen Psychopathen« in der medizinischen Literatur dar: »Auch bei dem zweiten Kind, das ich vor Ihnen besprechen will, handelt es sich um einen Kontrast zwischen krankhaften und in manchem Sinn hochwertigen Wesenszügen;

89 Zwischen 1950 und 1986 wurden 6.459 Kinder auf der heilpädagogischen Station aufgenommen; von diesen wurden 228 (3,5 %) mit einer autistischen Störung diagnostiziert (74 »autistische Psychopathen«, 83 Fälle von frühkindlichem Autismus, 71 Fälle mit autistischen Zügen) (Hippler & Klicpera, 2003, S. 293).

hier aber müssen wir von einer tiefgehenden Störung der Persönlichkeit sprechen«. In diesem Artikel hob Asperger keineswegs das Potenzial der »autistischen Psychopathen« hervor; vielmehr verglich er diese in unvorteilhafter Weise mit anderen, weniger beeinträchtigten Patient:innen. Auch wenn der Junge, den Asperger als Beispiel für »autistische Psychopathie« wählte, eindeutig zur Gruppe der »Hochfunktionalen« gehörte, betonte Asperger, dass das Bild hinsichtlich der »sozialen Prognose« stark variierte (»recht verschiedene, auch recht verschieden zu bewertende Menschen«). Während er manchen der »autistischen Psychopathen« durchaus »besondere geistige Leistungen« zutraute, erachtete er in anderen Fällen die »autistische Originalität« als »abwegig, verschroben und unbrauchbar«. Er sah auch »fließende Übergänge zur Schizophrenie«, »deren wesentliches Symptom ja auch der Autismus, der Verlust jeden Kontaktes mit der Umwelt ist« (Asperger, 1938).

Die vier Jungen, die er in seiner bekannteren Arbeit von 1944 vorstellte, unterschieden sich ebenfalls erheblich im Grad ihrer jeweiligen Beeinträchtigungen – im Widerspruch zu der Vorstellung, Asperger hätte sich auf die vielversprechendsten Fälle konzentriert, um die »autistische Psychopathie« in einem überwiegend günstigen Licht darzustellen. Fritz hatte (für sein Alter) hervorragende Fähigkeiten in Mathematik, war aber nicht in der Lage, eine reguläre Schule zu besuchen und absolvierte die ersten drei Schuljahre im Heimunterricht. Harros autistische Symptome waren weniger schwerwiegend, aber trotz seines guten intellektuellen Potenzials hatte auch er große Schwierigkeiten, sich in der traditionellen Schulsituation zu konzentrieren und zu lernen. Die besten Aussichten für »autistische Psychopathen« lagen laut Asperger darin, einen Weg zu finden, den Mangel an instinktiver sozialer Anpassung über den Intellekt auszugleichen. Das Problem war jedoch, dass »sich der autistische Charakter keineswegs nur bei intellektuell Hochwertigen, sondern auch bei Minderbegabten, ja bei tiefstehenden Schwachsinnigen« finde (Asperger, 1944a, S. 84–103). Zu Ernst (der selbst in der Sonderschule Schwierigkeiten hatte mitzukommen) hielt Asperger fest: »Konnte man bei diesem Knaben immerhin noch im Zweifel sein, ob er besonders gescheit oder aber debil sei, so gibt es zahlreiche eindeutig Schwachsinnige, bei denen wir ebenfalls die typischen Wesensmerkmale des Autistischen Psychopathen unverkennbar finden« (ebd., S. 108). Laut Asperger ähnelten diese letzteren Fälle oft sehr stark den Zuständen nach organischen Hirnschädigungen, zum Beispiel durch Geburtstrauma. Dies illustrierte er mit dem vierten Fall in seiner Studie,

Hellmuth, den er nicht als »autistischen Psychopathen« bezeichnete, sondern als »autistische[n] Automat[en]« (ebd., S. 110f.).[90]

Man könnte argumentieren, dass Asperger zwar Kinder mit so schweren Beeinträchtigungen erwähnte, dass sie von jeder nützlichen Rolle in der Gesellschaft ausgeschlossen waren, dass er aber dennoch das Gesamtbild der »autistischen Psychopathie« beschönigte, soweit es ihm seine wissenschaftlichen Grundsätze erlaubten. Tatsächlich beharrte er darauf, dass es »fast nur bei solchen Menschen, bei denen zu den autistischen Wesenszügen noch eine ausgesprochene intellektuelle Minderwertigkeit kommt« unmöglich war, zumindest eine gewisse soziale Integration zu erreichen. Das Argument, Asperger hätte sich auf die weniger beeinträchtigten Fälle konzentriert, um alle seine Patient:innen zu schützen (indem er die Aufmerksamkeit von den schwerwiegenderen Fällen ablenkte), ist dennoch fragwürdig – schließlich war es keineswegs so, dass er seinen Leser:innen die schweren Beeinträchtigungen mancher dieser Kinder vorenthalten hätte.

Drittens liegt ein wesentlicher Fehler in der Annahme, dass die Hervorhebung des Potenzials einiger seiner Patient:innen allen zugutegekommen wäre. Die Kinder am unteren Ende des Spektrums profitierten keineswegs von dem den Kindern am oberen Ende zugeschriebenen Potenzial, selbst wenn sie die übergreifende Diagnose der »autistischen Psychopathie« teilten. Ihr Schicksal hing nicht von einem diagnostischen Etikett ab, sondern von der individuellen Einschätzung ihrer Fähigkeiten oder Behinderungen. Wenn überhaupt, dann erhöhte das von Asperger (und vielen seiner Kollegen) verwendete utilitaristische Argument des »sozialen Wertes« die Gefahr für diejenigen Kinder, die diese Erwartungen nicht erfüllen konnten. Der Fokus auf die in höherem Maße »funktionierenden« Kinder war in keiner Weise dazu geeignet, das Boot für alle zu heben; diejenigen am unteren Ende des Spektrums waren trotzdem in Gefahr, dem Untergang

90 In der Literatur ist nach wie vor häufig von vier Fallbeispielen für »autistische Psychopathen« in Aspergers Habilitationsschrift die Rede. Tatsächlich versuchte Asperger anhand seines vierten Beispiels (Hellmuth) zu zeigen, dass erworbene Hirnschädigungen zu ähnlichen Symptomen führen konnten; als »autistische Psychopathen« wollte er explizit nur jene bezeichnet wissen, deren Symptomatik aus seiner Sicht konstitutionell bedingt und somit angeboren war. Aspergers Charakterisierung als »automatenhaft« bezog sich auf die autistische Symptomatik insgesamt (auch die Formulierung »Intelligenzautomaten« für die »autistischen Psychopathen«), aber nur Hellmuth bezeichnete er wörtlich als »autistischen Automaten«.

überlassen zu werden. Oft bestand die Funktion der Heilpädagogik gerade in der Entscheidung, wo die Linie gezogen werden sollte.

Die Bevorzugung von Kindern, bei denen man Erziehungserfolge erwarten zu können meinte, und damit verbunden der Ausschluss der als pädagogisch unbeeinflussbar geltenden charakterisierten die pädiatrisch geprägte österreichische Heilpädagogik seit ihren Anfängen im frühen 20. Jahrhundert. Es darf nicht vergessen werden, dass der Auftrag von Aspergers heilpädagogischer Station in erster Linie in der Befassung mit »schwierigen« Kindern bestand – Kinder, die Probleme verursachten, welche ihre Eltern oder andere Verantwortliche nicht ohne professionelle Hilfe bewältigen konnten.[91] Kinder mit schweren geistigen Behinderungen fielen nicht in den Aufgabenbereich der Heilpädagogik, da sie keinen greifbaren Fortschritt versprachen. Beim 1935 stattfindenden Gründungstreffen der Österreichischen Gesellschaft für Heilpädagogik erklärte Theodor Heller (1869–1938), eine ihrer einflussreichsten Persönlichkeiten: »Allerdings wird sich die Heilpädagogik nur der bildungsfähigen Elemente annehmen und sich mit der Idiotenfürsorge kaum belasten dürfen.« Die »Bildungsunfähigen« sollten aus humanitären Gründen in speziellen Einrichtungen betreut werden, im Unterschied zu den rational und ökonomisch gerechtfertigten Anstrengungen der Heilpädagogik um die »Bildungsfähigen« (Heller, 1959, S. 8f.).[92] Während der NS-Zeit wurde die »Bildungsunfähigkeit« dann zum Schlüsselkriterium im Programm der »Kindereuthanasie« (Fuchs, 2010).

Das Potenzial eines Teils der Kinder und Jugendlichen hervorzuheben sollte daher nicht als eine Verteidigung aller Kinder mit Behinderungen missverstanden werden. Es diente vielmehr dazu, den Nutzen der Heil-

---

91 Der Index von Aspergers Abteilung enthält Einträge über annähernd 2.700 Kinder, die zwischen 1935 und 1949 aufgenommen wurden. Der häufigste Aufnahmegrund waren »Erziehungsschwierigkeiten«: WStLA, 209.1.B1018 (prov.), Kinderklinik, Index 1921–1964.

92 Hellers Vortrag enthielt auch schlagende Argumente gegen das in Deutschland bereits laufende Zwangssterilisationsprogramm. Aufgrund seiner jüdischen Herkunft wurde Heller nach dem Anschluss ein frühes Opfer der NS-Verfolgung. Er starb im Dezember 1938, einige Monate nach einem Suizidversuch, von dessen Folgen er sich nicht mehr erholte. Seine Ehefrau und seine Tochter wurden später nach Riga deportiert und dort ermordet (Asperger, Heeger & Radl, 1959). *Dementia infantilis Heller* (Englisch: *Heller's syndrome*, nun besser bekannt als *childhood disintegrative disorder*) wurde nach ihm benannt.

pädagogik für die Gesellschaft und den Staat hervorzuheben. Zudem bediente sich Asperger dieser Argumentationsstrategie nicht erst in Reaktion auf die nationalsozialistische Machtübernahme in Österreich. Eine Arbeit von 1937 (mit dem gleichen Titel, den er 1938 nochmals gebrauchte) verwendete bereits ähnliche Argumente zur Rechtfertigung der Heilpädagogik (Asperger, 1937). Es ist nicht schwer zu sehen, warum Asperger es im politischen Klima nach dem Anschluss für notwendig erachtete, zu erklären, was er und seine Disziplin dem neuen politischen Regime zu bieten hatten. Er tat dies, indem er seine Loyalität zu den Grundprinzipien des Nationalsozialismus betonte und bereits etablierte Argumente im Sinne des utilitaristischen Auftrags der Heilpädagogik an die neuen politischen Realitäten anpasste.

Insgesamt stellten Aspergers Appelle, »abnormen« Kindern die bestmögliche Betreuung zukommen zu lassen, ihn nicht außerhalb des Mainstreams der Heilpädagogik und der sich etablierenden Disziplin der Kinder- und Jugendpsychiatrie im Nationalsozialismus. Die Vorträge auf der ersten Tagung der neu gegründeten Deutschen Gesellschaft für Kinderpsychiatrie und Heilpädagogik, abgehalten im September 1940 in Wien, zeigen ebenfalls, dass Aspergers Ausrichtung eindeutig mit den auf einem derartig repräsentativen Forum vorherrschenden Positionen vereinbar war. Einige der Referenten betonten erwartungsgemäß die Rolle der Heilpädagogik im Hinblick auf »rassenhygienische« Selektion. Doch auch die positiven Aspekte, Kindern bei der Verwirklichung ihres Potenzials (in den durch ihre erbliche »Konstitution« angeblich gesetzten Grenzen) zu helfen, hatten einen wichtigen Platz. Wenngleich Aspergers Schriften über seine Patient:innen durch ihren wärmeren Ton auffielen, so stand doch nichts von dem, was er sagte, im grundsätzlichen Widerspruch zum offiziell akzeptierten Diskurs (Anonym, 1943; für nähere Details auch Schepker & Fangerau, 2016).[93]

Die Anpassung der Wiener Heilpädagogik an die neue politische Ordnung und deren »rassenhygienisches« Programm wurde dadurch erleichtert, dass Hamburger seit 1930 den Einfluss von Strömungen wie der Psychoanalyse eliminiert und die Vorherrschaft eines rein biologistischen Paradigmas etabliert hatte, das auf dem zentralen Konzept von erblichen, »konstitutionellen« Defekten basierte (Sieder, 2015; Berger, 2017). As-

93 Asperger selbst hielt bei diesem eintägigen Symposium keinen Vortrag, aber er sprach bei der kinderheilkundlichen Konferenz, die dessen Rahmen bildete (siehe weiter oben).

perger, der seine Karriere unter Hamburger begonnen hatte, teilte viele dieser Ansichten, einschließlich einer entschiedenen Ablehnung der Psychoanalyse (Asperger, 1952b).

Die Heilpädagogik war also nicht nur grundsätzlich mit dem Ziel des NS-Staates vereinbar, eine »Volksgemeinschaft« aufzubauen (wobei »minderwertige« und »rassenfremde« Elemente auszuschließen waren); es gab sogar einen erhöhten Bedarf an Fachleuten, die bereit waren, die Linie zu definieren zwischen denen, aus denen man nützliche Mitglieder dieser Gemeinschaft machen konnte, und denen, die nur mehr »ausgesondert« werden sollten (Schepker & Fangerau, 2016, S. 184). Diese verstärkte Nachfrage, zusammen mit dem Ausschluss jüdischer Ärzt:innen,[94] führte zu zusätzlichen beruflichen Möglichkeiten für Asperger. So erfolgte im Mai 1938 seine Ernennung als Sachverständiger am Wiener Jugendgericht.[95] Im Oktober 1940 erlangte er wie erwähnt zusätzlich eine Teilzeitstelle im Hauptgesundheitsamt als städtischer Facharzt für »abnorme Kinder«, eine Funktion, die in Verbindung mit dem Wiener Sonderschulsystem stand.[96] In dieser Funktion verfasste er regelmäßig Gutachten, die schwer mit seiner Behauptung von 1974 zu vereinbaren sind, dem Gesundheitsamt keine Patient:innen gemeldet zu haben.[97] Laut Hamburger wurden Aspergers Gutachten als »höchste Autorität« angesehen, nicht nur vom Jugendamt und Jugendgericht, sondern auch von der Nationalsozialistischen Volkswohlfahrt (NSV).[98]

94 In Wien galten 96 von ca. 110 Kinderärzt:innen gemäß der NS-Rassengesetzgebung als jüdisch und verloren ihre berufliche Existenz, ihre Heimat und in mindestens zwölf Fällen ihr Leben (Seidler, 1999, S. 756).

95 UAW, MED PA 17, Personalakt Hans Asperger, Prof. Franz Hamburger, Referaterstattung zur Habilitationsarbeit des Dr. Hans Asperger, 28. Dezember 1942.

96 WStLA, 1.3.2.202, Personalakt Hans Asperger, Personalamt an Leiter Personalamt, 9. November 1940; Gemeindeverwaltung der Stadt Wien an Hans Asperger, 12. November 1940. Asperger hatte seit 1936 nebenamtlich für die städtische Jugendfürsorge gearbeitet.

97 Österreichischer Rundfunk (ORF), Geschichten und Geschichte. Autobiographische Aussagen von Hans Asperger. Zuerst gesendet am 24. Dezember 1974. https://www.mediathek.at (03.06.2024).

98 UAW, MED PA 17, Personalakt Hans Asperger, Prof. Franz Hamburger, Referaterstattung zur Habilitationsarbeit des Dr. Hans Asperger, 28. Dezember 1942. Die NSV übernahm ab 1938 zahlreiche Kinderheime; »rassisch« oder politisch unerwünschte Kinder wurden aus diesen Einrichtungen entfernt und in Institutionen wie dem Spiegelgrund konzentriert: WStLA, 1.3.2.212.A7, Parville an Vellguth und andere, 23. Juni 1941; Erlass Vellguth, 5. Juli 1942.

Die Gesundheitsämter im nationalsozialistischen Deutschland sammelten systematisch Informationen für eine »Erbkartei« der Gesamtbevölkerung, um »rassenhygienische« Maßnahmen gegen diejenigen zu richten, die als »erbbiologisch minderwertig« erachtet wurden.[99] Bedienstete der »Euthanasie«-Anstalt Am Spiegelgrund meldeten regelmäßig Kinder in diesem Kontext.[100] Die Krankenakten von der Station Aspergers hingegen enthalten nur eine geringe Anzahl derartiger Dokumente.[101] Dies könnte bedeuten, dass Asperger tatsächlich abgeneigt war, seine Patient:innen an die »Erbkartei« zu melden – vorausgesetzt, dass die Akten nicht von belastenden Dokumenten gesäubert wurden. Dies kann nicht ausgeschlossen werden, da sie an der Klinik aufbewahrt wurden, die Asperger von 1946 bis 1949 und erneut von 1962 bis zu seiner Pensionierung 1977 leitete.[102] In einigen Fällen kooperierte er aber nachweislich in derartigen Angelegenheiten. Mindestens sieben Krankenakten seiner Station enthalten Korrespondenz mit der Abteilung »Erb- und Rassenpflege« des Gesundheitsamtes, in vier Fällen persönlich von Asperger unterschrieben. Es ist unklar, warum die für die »Erbkartei« zuständige Abteilung in diesen Fällen involviert war, nicht aber in so vielen anderen, ähnlichen Fällen.[103]

Ein Sample von 30 Patient:innen, die sowohl auf Aspergers Station als

99 Allein in Wien wurden in diesem Zusammenhang Informationen über mehr als 767.000 Individuen gesammelt. Zu Details dieser sogenannten erbbiologischen Bestandsaufnahme siehe Czech (2007).

100 WStLA, 1.3.2.209.10.A1 (Spiegelgrund), Krankengeschichten: überlebende Knaben und Mädchen 1941–1945.

101 WStLA, 1.3.2.209.1.A47, Kinderklinik; Heilpädagogische Station: Krankengeschichten.

102 WAIS – Wiener Archivinformationsystem. Vollansicht Serie 1.3.2.209.1.A47.2004/2005. https://www.wien.gv.at/actaproweb2/benutzung/index.jsf (05.06.2024).

103 WStLA, 1.3.2.209.1.A47, Kinderklinik; Heilpädagogische Station: Krankengeschichten 1912–1944, Krankengeschichten Gertrude S., Hildegard S., Helmuth R., Theodor M., Eduard G. (1940 und 1941), Elfriede V. (abgelegt unter 1932, Dokumente aus 1942) sowie Ernst T. (abgelegt unter 1935, Dokumente aus 1942). Die heilpädagogische Station teilte der Abteilung Erb- und Rassenpflege mit, dass der Vater von Ernst jüdisch war – eine für das Kind einigermaßen gefährliche Information. Sein Schicksal ist unbekannt. Ina Friedmann dokumentierte weitere ähnliche Fälle und kam insgesamt zu dem Schluss: »Sicher ist jedoch, dass er [Asperger, Anm. d. Autors] und die übrigen Abteilungsmitarbeiter*innen verlässlich die Anfragen unterschiedlicher Gesundheitsämter über ehemalige Patient*innen, auch im Rahmen von Erbgesundheitsgerichtsverfahren oder den Vorerhebungen dazu, beantworteten« (Friedmann, 2022, S. 436).

auch am Spiegelgrund untersucht wurden, ermöglicht einen direkten Vergleich der diagnostischen Praxis an den beiden Einrichtungen. Im übernächsten Kapitel werden wir sehen, was dieser Vergleich über Aspergers diagnostischen Zugang verrät, nicht zuletzt im Hinblick auf seinen oft beschworenen »pädagogischen Optimismus« (Details zum Sample siehe ebenfalls dort). Was Bezugnahmen auf Erblichkeit und »Rassenhygiene« angeht, so lautet das Ergebnis wie folgt: In 14 der 30 Fälle enthalten die Akten explizite Verweise auf einen erblichen Faktor bei der jeweiligen Diagnose des Kindes. In zwei dieser Fälle nahmen sowohl Asperger als auch die Mitarbeiter:innen des Spiegelgrundes eine erbliche Ätiologie an. In zwei weiteren Fällen enthielt nur der Befund Aspergers einen Verweis auf einen Erbfaktor, nicht jedoch jener vom Spiegelgrund. Umgekehrt waren es in zehn der Fälle nur die Ärzt:innen vom Spiegelgrund, die von einer Erblichkeit ausgingen. In den insgesamt vier Fällen, in denen Asperger sich auf Vererbung bezog, verwendete er den Begriff »degenerativ« (zum Beispiel indem er den Kindern eine »degenerative Anlage« oder »degenerative Persönlichkeit« zuschrieb), ohne jedoch eugenische Maßnahmen wie Sterilisation vorzuschlagen.[104] Die Ärzt:innen am Spiegelgrund neigten also insgesamt deutlich stärker dazu, Fragen der Vererbung anzusprechen – entweder direkt als ein vermeintlicher ätiologischer Faktor oder indirekt, indem sie negative Informationen über die »Sippe« des Kindes anführten. Weder die Akten vom Spiegelgrund noch die Fallakten aus Aspergers eigener Station enthalten Belege dafür, dass er jemals eine:n seiner Patient:innen zum Zwecke der Sterilisation an das Gesundheitsamt meldete.[105]

Diese Ergebnisse stützen Aspergers Aussagen, nicht mit dem Sterilisationsprogramm kooperiert zu haben, obwohl auch hier die Möglichkeit einer Bereinigung der Akten in Betracht gezogen werden muss. Dies wirft die Frage auf, ob diese Nichtkooperation durch Unterlassung als eine Form des Widerstandes angesehen werden sollte. Dazu ist wichtig festzuhalten, dass das Sterilisationsprogramm im annektierten Österreich erst im Januar 1940 eingeführt und nie in einem Ausmaß umgesetzt wurde, das

104 WStLA, 1.3.2.209.10, Nervenklinik für Kinder, Krankengeschichten: überlebende Mädchen und Knaben 1941–1945, Adolf R., Otto S., Karl S., Charlotte H. Die Begriffe »degenerativ« und »Degeneration« bezogen sich auf angebliche negative vererbbare Eigenschaften, ähnlich wie der heute veraltete Begriff der »Entartung« (siehe Baur, Fischer & Lenz, 1932, S. 786f.).

105 WStLA, 1.3.2.209.1.A47, Kinderklinik; Heilpädagogische Station: Krankengeschichten 1912–1944.

mit den Verhältnissen in Deutschland zwischen 1934 und 1939 vergleichbar wäre – mit dem Beginn des Krieges wurden die Zwangssterilisationen zunehmend eingeschränkt. Auch waren Kinder nicht das primäre Ziel. In Wien verfügte das Erbgesundheitsgericht in insgesamt 1.515 Fällen eine Sterilisation. Obwohl es in einem Fall ein 13-jähriges Kind betraf, waren 83 Prozent der Opfer älter als 20 Jahre (Spring, 2009, S. 97, 144).[106] Die Nichteinhaltung des Sterilisationsgesetzes (insbesondere der darin festgelegten Meldepflichten) war damals weit verbreitet und es gibt keine Hinweise darauf, dass damit persönliche Risiken wie Verfolgung durch die Gestapo verbunden waren (ebd., S. 115). 1942 beschwerte sich das Gesundheitsamt beim Direktor des Wiener Allgemeinen Krankenhauses (zu dem Hamburgers Kinderklinik gehörte), dass die Kliniken des Krankenhauses häufig Patient:innen mit erblichen Erkrankungen nicht meldeten (ebd., S. 116). Zudem lag die Verantwortung für die Erfüllung der Meldepflicht für Aspergers Patient:innen bei Hamburger als Klinikchef, was Asperger jedenfalls vor – ohnehin unwahrscheinlichen – Folgen geschützt hätte.[107]

Ein ausdrücklicher Bezug auf das Sterilisationsgesetz findet sich nur in einer der überlieferten Krankenakten aus Aspergers Station; die betreffenden Dokumente stehen im Einklang mit Aspergers öffentlich erklärter Position zur Sterilisation, die auf eine »verantwortungsvolle« Durchführung abzielte. 1940 erstellte Asperger einen Befund über Therese B., eine 16-jährige ehemalige Patientin, deren Vater sie wegen angeblicher Promiskuität sterilisieren lassen wollte. Asperger diagnostizierte Psychopathie und »nymphomane Züge«, wies aber – im Einklang mit den geltenden Vorschriften – darauf hin, dass Therese streng genommen nicht in den Geltungsbereich des Sterilisationsgesetzes falle, da ihr Verhalten aller Wahrscheinlichkeit nach durch eine frühere Enzephalitis und nicht durch einen Erbdefekt verursacht worden sei.[108]

Problematischer ist ein Bericht über einen fünfzehnjährigen gehörlosen Jungen, Ernst, den Asperger im März 1942 an die Abteilung für Erb- und

106 Die 1.699 erhaltenen Akten zu in Wien eingeleiteten Sterilisationsverfahren zeigen die folgende Altersverteilung: 13 Jahre: ein Fall; 14 Jahre: 5; 15 Jahre: 22; 16 Jahre: 31; 17 Jahre: 44; 18 Jahre: 76 (WStLA, 2.3.15.A1.1-3, Namensindex, Claudia Spring).

107 Verordnung zur Ausführung des Gesetzes zur Verhütung erbkranken Nachwuchses, 5. Dezember 1933, Reichsgesetzblatt Teil 1, Nr. 138, 1021.

108 WStLA, 1.3.2.209.1.A47, Kinderklinik; Heilpädagogische Station: Krankengeschichten, 15/1933, Therese B.

Rassenpflege des Gesundheitsamtes richtete. Unter »Sippe« zählte Asperger verschiedene Fälle von Taubstummheit unter Ernsts nächsten Verwandten auf.[109] Zwar ging Asperger auf die Frage einer Sterilisierung nicht ein, die übermittelten Informationen waren aber geeignet, eine Erblichkeit plausibel erscheinen zu lassen und somit ein entsprechendes Verfahren auszulösen.[110] Asperger hätte diese Informationen ohne Risiko weglassen können, aber in diesem Fall (wie auch in jenen, die er an den Spiegelgrund überwies, siehe Kapitel »... so tun wir damit auch unserem Volk den besten Dienst«) scheint er zur Kooperation bereit gewesen zu sein, solange er nicht die direkte Verantwortung für die Konsequenzen übernehmen musste.

In einem Fall legen Dokumente nahe, dass Asperger einen Patienten vor möglicher Verfolgung zu schützen half. Im Herbst 1939 untersuchte er Aurel I., den 14-jährigen Sohn eines pensionierten Beamten, der »Benehmensauffälligkeiten« zeigte. In seinem Bericht schrieb Asperger, dass der Junge in einer Gruppe von Kindern psychischen und physischen Schaden nehmen würde, was zu seiner Schulbefreiung führte. Seine Familie übersiedelte ihn dann aufs Land, wo er den Krieg in der Obhut von Verwandten verbrachte. In einem Brief aus dem Jahr 1962 rechnete seine Schwester Asperger an, Aurel vor einer »Kastrierung« und möglicherweise noch Schlimmerem bewahrt zu haben.[111] Asperger schrieb seinen Bericht nur wenige Tage, bevor das Sterilisationsgesetz mit 1. Januar 1940 in Österreich eingeführt wurde – ein von der Presse viel beachtetes Ereignis (Leixner, 1938). 2009 mutmaßte ein Kölner Kunsthändler (der Aurels Nachlass von Zeichnungen und Unterlagen gekauft hatte) in einem Brief an Aspergers Tochter, dass Aurel, der nach dem Krieg eine Schizophrenie-Diagnose erhielt, bei der Untersuchung durch Asperger autistische Züge gezeigt hatte.[112] Letztlich ist es unmöglich, mit Sicherheit zu sagen, was 1939

109 WStLA, 1.3.2.209.1.A47, Kinderklinik; Heilpädagogische Station: Krankengeschichten 1912–1944, Krankengeschichte Ernst M., 1930, Wiener Kinderklinik an Hauptgesundheitsamt, Erb- und Rassenpflege, 2. März 1942.

110 Gesetz zur Verhütung erbkranken Nachwuchses, 25. Juli 1933, RGBl. I 1933, S. 529ff., § 14.

111 DÖW 51983, Stadtschulrat für Wien an Stephan I., 22. Dezember 1939; Rosalia I. an Leo Navratil, 7. Januar 1962; Susanne Zander an Maria Asperger Felder, 16. Oktober 2009 (Ich danke Kathrin Hippler für diese Unterlagen).

112 DÖW 51983, Stadtschulrat für Wien an Stephan I., 22. Dezember 1939; Rosalia I. an Leo Navratil, 7. Januar 1962.

genau passierte – und in welchem Ausmaß die dramatischen Elemente der Geschichte ein Produkt der Zeitspanne zwischen den Ereignissen und deren schriftlicher Erwähnung in den zitierten Briefen sind.

Aus den verfügbaren Quellen geht hervor, dass Aspergers Haltung zum Programm der Zwangssterilisationen ambivalent war. Auf der einen Seite signalisierte er, wie erwähnt, öffentlich sein grundsätzliches Einverständnis mit dieser Politik und forderte gleichzeitig ihre vorsichtige und »verantwortungsvolle« Umsetzung – was im Einklang mit seiner allgemeinen Strategie steht, seine Bereitschaft zur Zusammenarbeit mit dem Regime zu demonstrieren, ohne sich als »rassenhygienischer« Hardliner zu positionieren. Gleichzeitig scheint er es den Patientenakten seiner Station zufolge unterlassen zu haben, Kinder zur Sterilisierung zu melden – eine Haltung, die ihn angesichts der späten und eingeschränkten Umsetzung des Sterilisationsgesetzes in Österreich allerdings nicht in Konflikt mit den NS-Behörden gebracht haben dürfte. Als im Herbst 1940 die ersten Verfahren nach dem Sterilisationsgesetz in Österreich durchgeführt wurden, konnte man sich zur Verhinderung »erbkranken Nachwuchses« bereits auf eine andere, radikalere Methode stützen: Mit der Gründung der Anstalt Am Spiegelgrund im Juli 1940 verfügte das »Kindereuthanasie«-Programm über eine eigene Tötungseinrichtung in Wien. Auch wenn die überwiegende Mehrheit von Aspergers Patient:innen nicht unter solchen schweren geistigen Behinderungen litt, zu deren »Ausmerzung« die »Kindereuthanasie« dienen sollte, wurde eine Anzahl von ihnen am Spiegelgrund getötet. Aspergers Rolle in diesem Zusammenhang ist das Thema des nächsten Kapitels.

Grenzen der »Bildungsfähigkeit«

Asperger und die »Euthanasie«-Anstalt Am Spiegelgrund

In seinen Publikationen während der Kriegszeit erscheint Asperger als jemand, der sich zur Zusammenarbeit mit dem NS-Staat bereit erklärte, der – wenn auch weniger enthusiastisch als andere – Elemente der nationalsozialistischen »Rassenhygiene« propagierte und der zu argumentieren versuchte, dass seine Disziplin innerhalb der neuen politischen Ordnung eine wichtige Rolle zu spielen habe. Sein Hauptargument war die Fähigkeit der Heilpädagogik, »gestörte«, »schwierige« oder »abnorme« Kinder in nützliche Mitglieder der Gesellschaft zu verwandeln. Bei Kindern mit höhergradigen geistigen Behinderungen stieß sein erklärter pädagogischer Optimismus jedoch an seine Grenzen. Obwohl er auf seiner Station meist mit aussichtsreicheren Fällen zu tun hatte, sah er sich im Zuge seiner vielfältigen Tätigkeiten als Experte für »abnorme« Kinder auch mit Kindern konfrontiert, für die der NS-Staat kaum mehr im Sinn hatte als die diskrete medikalisierte Ermordung. In dieser Hinsicht ist Aspergers Bilanz, wie wir sehen werden, durchaus gemischt.

Die Anstalt Am Spiegelgrund wurde im Juli 1940 auf dem Gelände der Wiener Heil- und Pflegeanstalt Am Steinhof in Wien gegründet, nachdem bereits rund 3.200 Patient:innen in die »T4«-Tötungsanstalt Hartheim verschickt worden waren (Czech, 2012). Gründungsdirektor der neuen Einrichtung war Erwin Jekelius, Aspergers ehemaliger Kollege an der Universitätskinderklinik. Unter Jekelius' Leitung wurde der Spiegelgrund zu einer Sammelstelle für Kinder, die nicht den Kriterien des Regimes von »erbbiologischer Vollwertigkeit« und »Rassenreinheit« entsprachen. Von 1940 bis 1945 verstarben knapp 800 Kinder in der Anstalt – viele von ihnen ermordet durch Vergiftung und andere Methoden (Czech, 2002).

Am 27. Juni 1941, zwei Monate vor ihrem dritten Geburtstag, untersuchte Asperger (vermutlich in der Ambulanz seiner Abteilung) ein

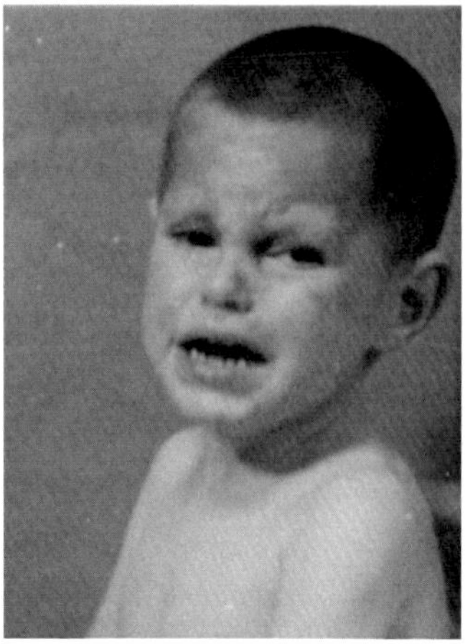

Abbildung 6: Herta Schreiber als Patientin der »Euthanasie«-Anstalt Am Spiegelgrund, wo sie drei Monate nach ihrer Aufnahme verstarb (Ausschnitt)

Mädchen namens Herta Schreiber (Abbildung 6). Als das jüngste von neun Kindern ließ Herta Anzeichen einer gestörten geistigen und körperlichen Entwicklung erkennen, seit sie einige Monate zuvor an Enzephalitis erkrankt war. Aspergers Befund über Herta lautet wie folgt:

»Schreiber Herta, geb. 1.9.38
Schwere Persönlichkeitsstörung (postenzephalitisch?): schwerster motorischer Rückstand, erethische Idiotie, Fraisenanfälle. Das Kind muß zuhause für die Mutter, die noch für 5 gesunde Kinder zu sorgen hat, eine untragbare Belastung darstellen. Dauernde Unterbringung auf dem ›Spiegelgrund‹ erscheint unbedingt nötig«[113] (Abbildung 7).

Herta wurde am 1. Juli 1941 am Spiegelgrund aufgenommen. Am 8. August meldete Jekelius sie dem »Reichsausschuß zur wissenschaftlichen Erfassung erb- und anlagebedingter schwerer Leiden« in Berlin, der Geheimorganisation hinter der »Kindereuthanasie«. In dem Formular wies Jekelius darauf hin, dass Herta keine Aussicht auf Genesung habe, dass aber ihr Zustand ihre Lebenserwartung nicht einschränken würde – eine in den Augen der »Euthanasie«-Experten inakzeptable Kombination (Abbildung 8). Am 2. September, einen Tag nach ihrem dritten Geburtstag, starb Herta an einer Lungenentzündung – die häufigste Todesursache am Spiegelgrund, routinemäßig hervorgerufen durch die Verabreichung von überdosierten Barbituraten über einen längeren Zeitraum.[114]

113 WStLA, 1.3.2.209.10, Nervenklinik für Kinder, Krankengeschichten: verstorbene Mädchen und Knaben 1940–1945, Krankengeschichte Herta Schreiber, Heilpädagogische Abteilung der Universitäts-Kinderklinik Wien, Befund Herta Schreiber, 27. Juni 1941, gezeichnet Dr. Asperger. Es sind 562 Krankengeschichten von insgesamt 789 Opfern erhalten.

114 WStLA, 1.3.2.209.10, Nervenklinik für Kinder, Krankengeschichten: verstorbene Mädchen und Knaben 1940–1945, Krankengeschichte Herta Schreiber. Hertas Gehirn wurde zusammen mit Körperteilen von hunderten anderen am Spiegelgrund

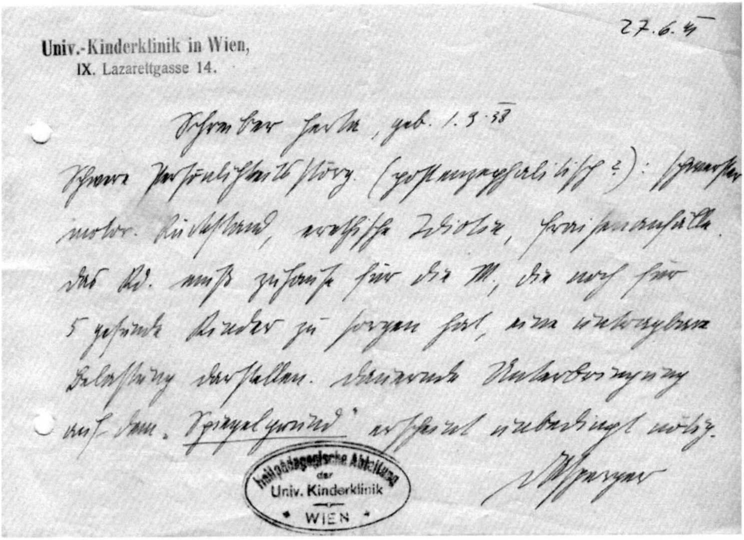

27.6.41

Univ.-Kinderklinik in Wien,
IX. Lazarettgasse 14.

Heilpädagogische Abteilung der Univ. Kinderklinik WIEN

Abbildung 7: Am 27. Juni 1941 empfahl Hans Asperger, Herta auf den Spiegelgrund zu überstellen, da sie für ihre Mutter »eine untragbare Belastung darstellen« müsse

Ein Vermerk in Hertas Krankenakte vom Spiegelgrund deutet darauf hin, dass ihre Mutter nicht nur wusste, welches Schicksal ihr Kind in der Einrichtung erwartete, sondern dass sie es akzeptierte oder sogar erwartete:

> »Mutter bittet um Verständigung, wenn der Zustand des Kindes sich verschlechtern sollte. Den Mann solle man nicht verständigen, er würde sich zu sehr erregen. Meint weinend, sie sehe ja, daß das Kind geistig nicht beisammen sei. Wenn ihm nicht zu helfen wäre, wäre es besser, es würde sterben, es hätte doch nichts von der Welt, wäre nur ein Gespött den anderen. Sie als Mutter von so viel anderen Kindern würde ihm das nicht wünschen, da wäre es besser, es stürbe«[115] (Abbildung 9).

getöteten Kindern aufbewahrt und bis lange nach dem Krieg für Forschungszwecke verwendet. Die sterblichen Überreste wurden 2002 in Wien bestattet (Czech, 2014a).

115 WStLA, 1.3.2.209.10, Nervenklinik für Kinder, Krankengeschichten: verstorbene Mädchen und Knaben 1940–1945, Krankengeschichte Herta Schreiber, Einlagebogen, 13. Juli 1941, ohne Unterschrift.

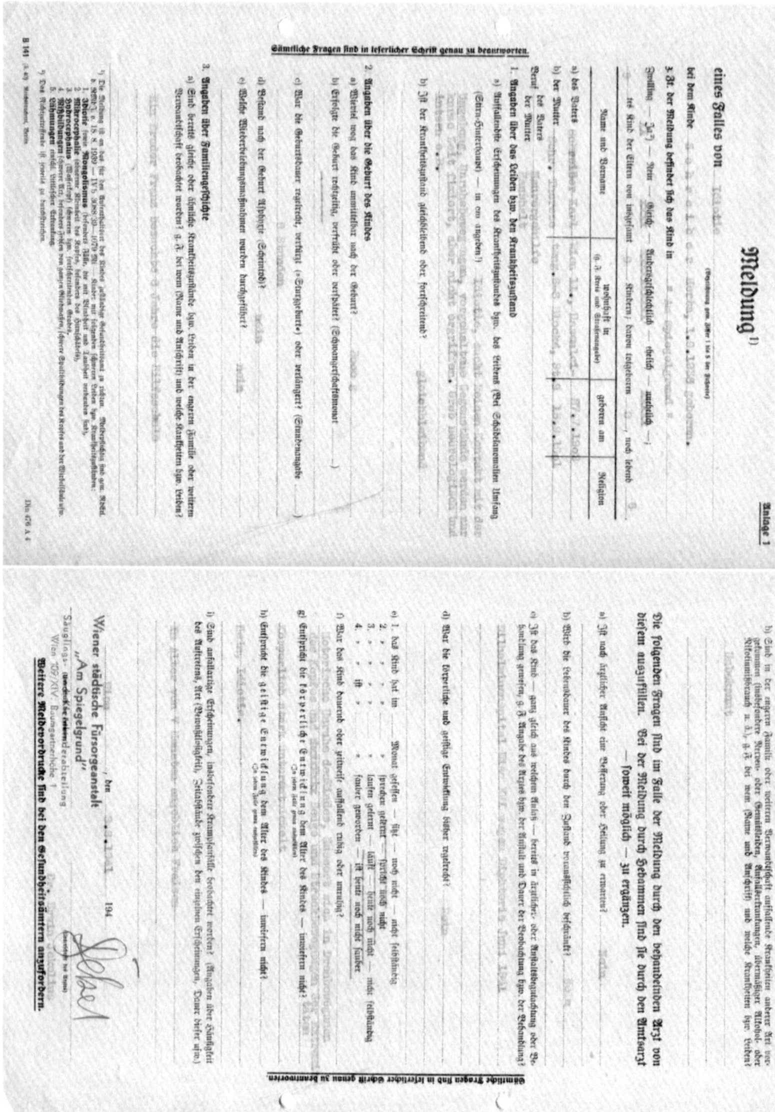

Abbildung 8: Am 8. August 1941 meldete Erwin Jekelius Herta an den »Reichsausschuß zur wissenschaftlichen Erfassung erb- und anlagebedingter schwerer Leiden«, die geheime Organisation hinter dem »Kindereuthanasie«-Programm

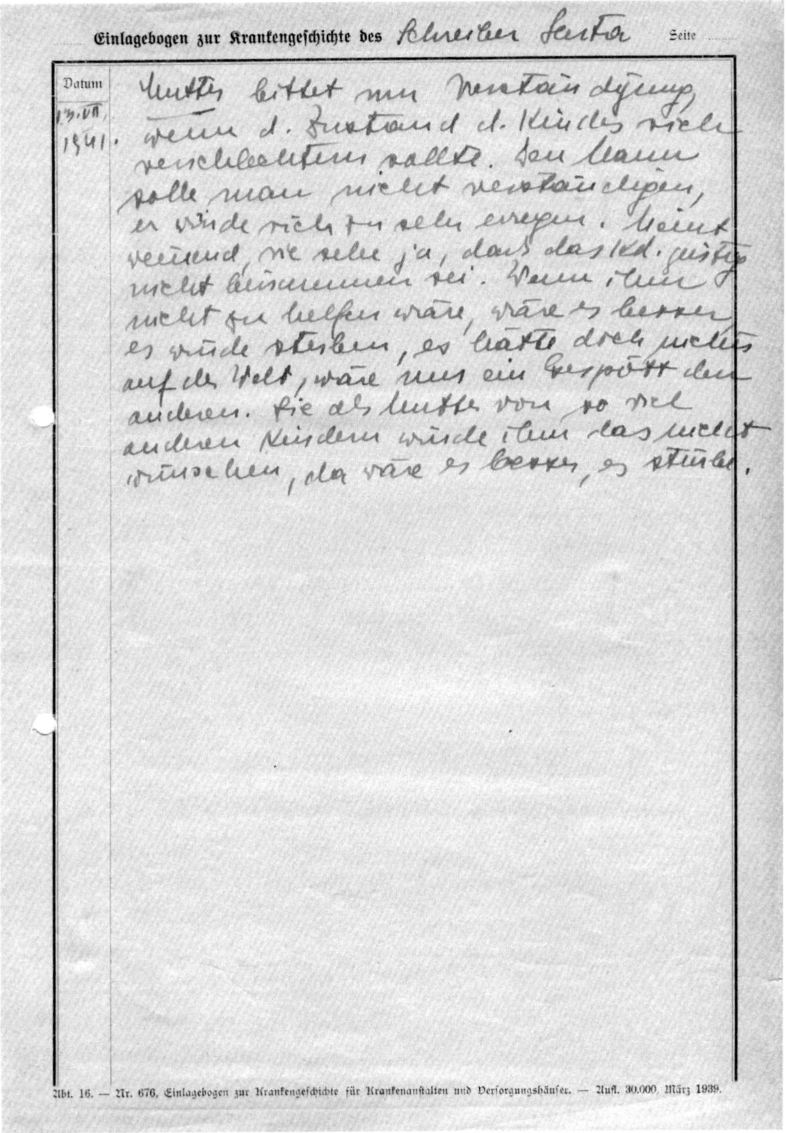

Einlagebogen zur Krankengeschichte des Schreiber Herta Seite

Datum

13.VII. 1941. Mutter bittet um Verständigung, wenn d. Zustand d. Kindes sich verschlechtern sollte. Den Mann solle man nicht verständigen, er würde sich zu sehr erregen. Meint weinend, sie sehe ja, daß das Kd. geistig nicht beisammen sei. Wenn ihm nicht zu helfen wäre, wäre es besser es würde sterben, es hätte doch nichts auf der Welt, wäre nur ein Gespött der anderen. Sie als Mutter von so viel anderen Kindern würde ihm das nicht wünschen, da wäre es besser, es stürbe.

Abt. 16. — Nr. 676, Einlagebogen zur Krankengeschichte für Krankenanstalten und Versorgungshäuser. — Aufl. 30.000, März 1939.

Abbildung 9: Eine Passage in Hertas Spiegelgrundakte legt nahe, dass ihrer Mutter bewusst war, dass Herta in der Anstalt getötet werden würde

Mit einem Ehemann im Krieg und sechs minderjährigen Kindern – eines davon mit einer schweren geistigen Behinderung – dürfte Hertas Mutter an einen Punkt gelangt sein, an dem es wie eine Erleichterung erschien, diese Verantwortung loswerden zu können – selbst wenn dies bedeutete, ihre Tochter wissentlich dem Tod auszusetzen. Im Kontext des nationalsozialistisch regierten Wien, in einer Gesellschaft, die von der Verachtung für »lebensunwertes Leben« durchdrungen war, muss das soziale Stigma einer geistigen Behinderung schwer gewogen haben – und die Angst vor Spott ist tatsächlich das Hauptargument in dem zitierten Dokument. Von Hertas Religionsbekenntnis »gottgläubig« kann zudem abgeleitet werden, dass die Familie die katholische Kirche unter dem Einfluss der Ablehnung der organisierten Religion durch die Nationalsozialisten verlassen hatte – eine Praxis, der üblicherweise nur eine Minderheit von überzeugten NS-Sympathisant:innen folgte (Schmitz-Berning, 2007, S. 281ff.). Hinzu kommt ein Mangel an institutioneller Unterstützung, da immer mehr Heime für Kinder mit Behinderungen aufgelöst und als Einrichtungen für die »gesunden« und »wertvollen« Kinder umgewidmet wurden.

Was geschah zwischen Hertas Mutter und Asperger, bevor Letzterer beschloss, Herta auf den Spiegelgrund zu überweisen? Sprachen sie offen über die Möglichkeit der »Euthanasie«? Wenn ja, wandte sie sich bereits mit einem feststehenden Entschluss an Asperger oder war er es, der ihr diese »Lösung« anbot? Oder entschied er für sich alleine, was er aufgrund ihrer Angaben für das Beste hielt? Aus den verfügbaren Dokumenten können wir das nicht mit Sicherheit entnehmen. Das Einzige, worauf wir uns beziehen können, ist Aspergers kurze Notiz, in der er Hertas »dauernde Unterbringung« am Spiegelgrund empfahl – ob dies ein bewusster Euphemismus für Mord war oder nicht, jedenfalls rechnete er nicht mit Hertas Rückkehr.

Dieser Fall ist nicht zuletzt im Hinblick auf Aspergers therapeutisches Credo aufschlussreich. Wie bereits erwähnt, forderte er wiederholt dazu auf, Menschen mit psychischen Anomalien die bestmögliche Betreuung zukommen zu lassen, um ihr Potenzial so weit wie möglich zu entwickeln. Auf die Frage, was in Fällen ohne Hoffnung auf Besserung geschehen sollte, ging er aber nie ein. Die Kinder, die Asperger verteidigte, waren diejenigen, die einen künftigen Nutzen für die Gesellschaft versprachen. Wir dürfen sie nicht mit den als *bildungsunfähig* eingestuften verwechseln, die im Rahmen der »Kindereuthanasie« ermordet werden sollten. Im Fall von Herta Schreiber erwartete Asperger keine künftige Besserung, sodass weitere Bemühungen vergeblich waren. Nach seiner Diagnose handelte es sich (wenn auch mit einem Fragezeichen) um einen »postencephalitischen« Zustand. Im Jahr 1944 veröffentlichte er genau zu diesem Thema einen Artikel, in dem er schrieb: »Die gesamte Arbeit an unserer Abteilung ist von einem starken pädagogischen Optimismus getragen; [...] aber bei diesen postencephalitischen Persönlichkeiten (und etwa noch bei den Epileptikern) müssen auch wir sagen, daß man meist weitgehend kapitulieren muß« (Asperger, 1944b, S. 116).[116] Die Überweisung von Herta Schreiber auf den Spiegelgrund wirkt wie eine derartige Kapitulation.

Somit ist es vielleicht kein Zufall, dass ein weiteres von Asperger zur Überweisung auf den Spiegelgrund empfohlenes Mädchen ähnliche, ebenfalls auf eine frühere Infektion zurückgeführte Symptome aufwies. Aspergers Befund zufolge weist der Fall der fünfjährigen Elisabeth Schreiber (keine ersichtliche Verwandtschaft mit Herta) noch weitere Ähnlichkeiten auf:

> »Erethische Imbezillität, wahrscheinlich auf postencephalitischer Grundlage: Salivation, ›encephalitische‹ Affekte, Negativismus, beträchtlicher Sprachrückstand (beginnt jetzt langsam zu sprechen) bei relativ besserem Verständnis. Das Kind ist in der Familie, besonders bei den gedrängten räumlichen Verhältnissen, zweifellos eine kaum erträgliche Belastung und gefährdet durch ihre Aggressionen auch die kleinen Geschwister. Es ist daher begreiflich, dass die Mutter auf Unterbringung drängt. Am ehesten käme der ›Spiegelgrund‹ in Frage«[117] (Abbildung 10).

Nach Aspergers Aufzeichnungen scheint es, dass Elisabeths Mutter ebenfalls nicht in der Lage oder nicht willens war, sich um das Kind zu kümmern – es gibt jedoch keinen expliziten Verweis auf dessen möglichen Tod. Mit einiger Sicherheit kann gesagt werden, dass sie ihre Tochter in einer Institution unterbringen wollte und dass Asperger die Überweisung in die Tötungseinrichtung empfahl. Elisabeth wurde jedoch nicht direkt auf den

116 In einer Nebenhandlung des berüchtigten »Euthanasie«-Propagandafilms *Ich klage an* dient die Figur eines Mädchens mit einer Gehirnschädigung nach Enzephalitis zur Rechtfertigung der Tötung von Kindern mit geistigen Behinderungen.

117 WStLA, 1.3.2.209.10, Nervenklinik für Kinder, Krankengeschichten: verstorbene Mädchen und Knaben 1940–1945, Krankengeschichte Elisabeth Schreiber (geboren am 9. Oktober 1936), Abschrift des Gutachtens der Univ. Kinderklinik Wien, 27. Oktober 1941, Dr. Asperger.

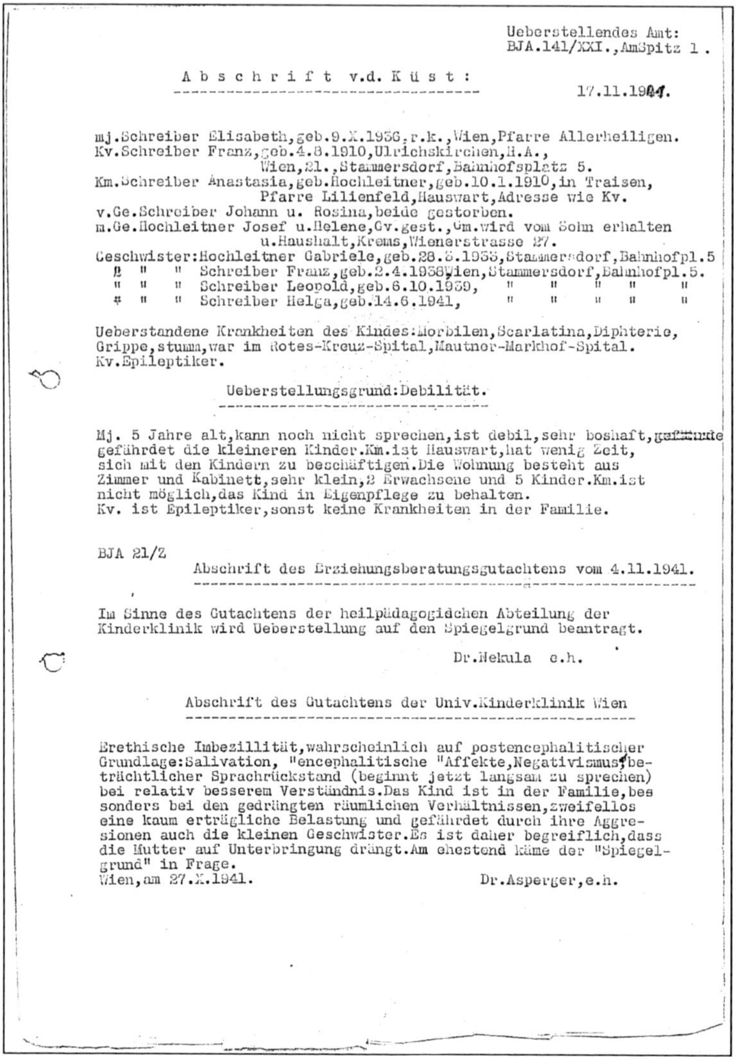

Ueberstellendes Amt:
BJA.141/XXI.,AmSpitz 1.

A b s c h r i f t v.d. K ü s t :

17.11.1941.

mj.Schreiber Elisabeth,geb.9.X.1936,r.k.,Wien,Pfarre Allerheiligen.
Kv.Schreiber Franz,geb.4.8.1910,Ulrichskirchen,H.A.,
Wien,21.,Stammersdorf,Bahnhofsplatz 5.
Km.Schreiber Anastasia,geb.Hochleitner,geb.10.1.1910,in Traisen,
Pfarre Lilienfeld,Hauswart,Adresse wie Kv.
v.Ge.Schreiber Johann u. Rosina,beide gestorben.
m.Ge.Hochleitner Josef u.Helene,Gv.gest.,Gm.wird vom Sohn erhalten
u.Haushalt,Krems,Wienerstrasse 27.
Geschwister:Hochleitner Gabriele,geb.28.8.1933,Stammersdorf,Bahnhofpl.5
" " " Schreiber Franz,geb.2.4.1938,Wien,Stammersdorf,Bahnhofpl.5.
" " " Schreiber Leopold,geb.6.10.1939, " " " " "
" " " Schreiber Helga,geb.14.6.1941, " " " " "

Ueberstandene Krankheiten des Kindes:Morbilen,Scarlatina,Diphterie,
Grippe,stumm,war im Rotes-Kreuz-Spital,Mautner-Markhof-Spital.
Kv.Epileptiker.

Ueberstellungsgrund:Debilität.

Mj. 5 Jahre alt,kann noch nicht sprechen,ist debil,sehr boshaft,gefährde
gefährdet die kleineren Kinder.Km.ist Hauswart,hat wenig Zeit,
sich mit den Kindern zu beschäftigen.Die Wohnung besteht aus
Zimmer und Kabinett,sehr klein,2 Erwachsene und 5 Kinder.Km.ist
nicht möglich,das Kind in Eigenpflege zu behalten.
Kv. ist Epileptiker,sonst keine Krankheiten in der Familie.

BJA 21/Z

Abschrift des Erziehungsberatungsgutachtens vom 4.11.1941.

Im Sinne des Gutachtens der heilpädagogidchen Abteilung der
Kinderklinik wird Ueberstellung auf den Spiegelgrund beantragt.

Dr.Nekula e.h.

Abschrift des Gutachtens der Univ.Kinderklinik Wien

Erethische Imbezillität,wahrscheinlich auf postencephalitischer
Grundlage:Salivation, "encephalitische "Affekte,Negativismus,be-
trächtlicher Sprachrückstand (beginnt jetzt langsam zu sprechen)
bei relativ besserem Verständnis.Das Kind ist in der Familie,bes
sonders bei den gedrängten räumlichen Verhältnissen,zweifellos
eine kaum erträgliche Belastung und gefährdet durch ihre Aggre-
sionen auch die kleinen Geschwister.Es ist daher begreiflich,dass
die Mutter auf Unterbringung drängt.Am ehestend käme der "Spiegel-
grund" in Frage.
Wien,am 27.X.1941. Dr.Asperger,e.h.

Abbildung 10: Im Fall von Elisabeth Schreiber empfahl Asperger ebenfalls eine Überweisung auf den Spiegelgrund

Spiegelgrund verlegt, vermutlich weil dort kein Bett frei war. Stattdessen wurde sie in eine andere Anstalt für Kinder mit psychischen Störungen gebracht, wo sie einige Monate blieb. Im März 1942 wurde sie – explizit

»im Sinne des Gutachtens der heilpädagogischen Abteilung der Kinderklinik« – auf den Spiegelgrund transferiert. Eine der Krankenschwestern schrieb, dass sie freundlich und anhänglich war, aber nur ein Wort sprach: »Mama«. Am 30. September 1942, kurz vor ihrem sechsten Geburtstag, starb sie an Lungenentzündung – wie Herta und so viele andere Kinder am Spiegelgrund.[118]

War sich Asperger bewusst, dass Elisabeth am Spiegelgrund fast keine Überlebenschance haben würde, dass er Herta in den Tod schickte? Ist es möglich, dass er »dauernde Unterbringung« nur im wörtlichen Sinne meinte, oder müssen wir es als Euphemismus für Mord (vergleichbar mit »Sonderbehandlung«, »Endlösung« oder auch »Euthanasie«) verstehen? Zunächst ist festzuhalten, dass die Vernichtung psychisch Kranker in schriftlichen Dokumenten nie ausdrücklich beim Namen genannt wurde, zumindest nicht außerhalb der innersten Kreise der Eingeweihten. Hitlers »Ermächtigung« von 1939 zum Beispiel, die zur Legitimation der Vernichtung von 70.000 Menschen in Gaskammern diente, erwähnte nur die Absicht, »nach menschlichem Ermessen unheilbar Kranken« nach »kritischster« Prüfung den »Gnadentod« zu gewähren (Klee, 2010, S. 114). In Dokumenten, die nicht der Geheimhaltung unterlagen, wäre es ein schwerer Fehltritt gewesen, die Möglichkeit der Tötung von Patient:innen zu erwähnen. Aspergers Formulierung, verwendet in Bezug auf eine geheime Tötungseinrichtung, kann kaum anders verstanden werden als eine Empfehlung zur »Euthanasie« – vorausgesetzt er wusste, was dort vor sich ging.

Offiziell standen die »Euthanasie«-Tötungen am Spiegelgrund (wie auch anderswo) unter Geheimhaltung und die Eltern wurden routinemäßig über den wahren Charakter der Einrichtung und das ihre Kinder dort erwartende Schicksal getäuscht. Dennoch zirkulierten zahlreiche Gerüchte und Asperger befand sich zudem in einer besonderen Position, um Bescheid zu wissen. Nach seiner Verhaftung 1945 gab Ernst Illing (1904–1946), der Nachfolger von Jekelius als Direktor am Spiegelgrund, Folgendes zu Protokoll:

118 WStLA, 1.3.2.209.10, Nervenklinik für Kinder, Krankengeschichten: verstorbene Mädchen und Knaben 1940–1945, Krankengeschichte Elisabeth Schreiber. Ein Gutachten der Erziehungsberatung vom 4. November 1941 belegt das Gewicht von Aspergers Empfehlung bei diesem Vorgang, siehe Abbildung 10. Den Eltern und dem Gesundheitsamt gegenüber wurde eine Darmentzündung behauptet, der Sektionsbefund ergab aber eindeutig eine Lungenentzündung als Todesursache.

> »Ich verweise darauf, daß meine Klinik stets überfüllt war, zumal andere Kliniken, so die Fürsorgeklinik, die Kinderklinik Glanzing, auch die Univ. Kinderklinik mir solche hoffnungslose Fälle übergab [sic] oder übergeben wollte, offenbar in der Meinung, daß auf meiner Klinik die Euthanasie auf Grund dieses genannten Runderlasses gesetzlich möglich war, während sie selbst eine solche Euthanasie nicht vornehmen durften. Ich bin vollkommen überzeugt, daß die Leiter der genannten Anstalten über die Euthanasie, die genannten Runderlässe, durchaus im Bilde waren.«[119]

Illing hatte zwar allen Grund, seine eigene Verantwortung zu schmälern – es gibt aber weitere Belege für die enge Verbindung zwischen dem Spiegelgrund und der Universitätsklinik. Wie bereits erwähnt, hatte Jekelius, der Gründungsdirektor des Spiegelgrund, einen Teil seiner Ausbildung bei Hamburger und Asperger absolviert; Jekelius und Asperger waren Kollegen im Wiener Hauptgesundheitsamt; und alle drei Männer spielten eine führende Rolle bei der Etablierung der Wiener Gesellschaft für Heilpädagogik 1941, die Teil eines umfassenderen Versuchs war, das Profil der Heilpädagogik im nationalsozialistischen Deutschland als medizinische Disziplin im Einklang mit der »Rassenhygiene« zu stärken (Hubenstorf, 2005, S. 172f.). In Übereinstimmung mit Illings Aussage wurden Kinder routinemäßig von der Kinderklinik auf den Spiegelgrund überwiesen (Czech, 2014b, S. 203). Einige von ihnen wurden von Elmar Türk, ein Kollege Aspergers an der Kinderklinik, für Experimente mit einem Tuberkulose-Impfstoff missbraucht. Nach den Versuchen wurden die Kinder auf den Spiegelgrund (zurück-) geschickt und dort ermordet, um die klinischen Ergebnisse mit den pathologischen Befunden vergleichen zu können. Man war an der Kinderklinik also nicht nur darüber informiert, was am Spiegelgrund geschah, sondern nutzte auch die durch die Morde geschaffenen Forschungsmöglichkeiten (Czech, 2014a).

Darüber hinaus beschränkte sich das Wissen um die euphemistisch als »Euthanasie« bezeichneten Massenmorde nicht auf Insider:innen: Tatsächlich war es unter der Wiener Bevölkerung weit verbreitet. Während der sogenannten »Aktion T4« protestierten Angehörige der Patient:innen öffentlich vor der Wiener Heil- und Pflegeanstalt Am Steinhof. Sie

119 DÖW E 18.282, Vernehmung des Beschuldigten Dr. Illing, 22. Oktober 1945, zitiert in Dahl, 1998, S. 44.

konnten zwar nicht verhindern, dass rund 3.200 Menschen vom Steinhof in die Gaskammer von Hartheim gebracht wurden, aber sie nahmen mutig gegen die Mordkampagne des Regimes Stellung.[120] Die Gerüchte waren so weit verbreitet, dass die Wiener Ausgabe des *Völkischen Beobachters*, der Tageszeitung der NSDAP, sich zu einem Dementi genötigt sah. Der Artikel erwähnte tödliche Injektionen und sogar Gaskammern – ein Beleg, wie spezifisch das Wissen in der Öffentlichkeit war (Schödl, 1940, S. 7). Anny Wödl, eine Wiener Krankenschwester, hatte keinen Zweifel daran, dass die Anfang 1941 trotz ihres entschlossenen Widerstands erzwungene Überstellung ihres Sohnes Alfred auf den Spiegelgrund dessen Tod bedeuten würde (Neugebauer, 1996/97, S. 298). Sogar im Ausland wurden die Morde am Spiegelgrund bekannt. Im Herbst 1941 warf die Royal Air Force Flugblätter ab, in denen sowohl die Anstalt Steinhof als auch der Name Jekelius im Zusammenhang mit der systematischen Ermordung von Patient:innen erwähnt wurden.[121]

Angesichts dieser Belege erscheint es extrem unplausibel, dass Asperger – langjähriger Kollege von Erwin Jekelius und gut vernetzter Akteur in seinem Berufsfeld – nicht von den Aktivitäten am Spiegelgrund wusste. Als er 1974 über die NS-Zeit reflektierte, erwähnte Asperger die »Kindereuthanasie« nicht direkt. Er behauptete aber, dass er sich von Anfang an geweigert hätte, das nationalsozialistische Konzept vom »lebensunwerten Leben« zu akzeptieren oder an »rassenhygienischen« Maßnahmen teilzunehmen – was impliziert, dass er sich deren Implikationen bewusst gewesen war.[122]

Hätte es in den Fällen von Herta und Elisabeth Alternativen zur Überweisung auf den Spiegelgrund gegeben? Hätte er ihr Leben retten können? Unter den gegebenen Umständen und angesichts der mangelnden Unterstützung durch die Eltern wäre es sicherlich schwierig gewesen, das langfristige Überleben der beiden Kinder zu sichern. Es gab zwar weiterhin Einrichtungen für Kinder mit schweren Behinderungen (sowohl öffentliche

120 Ministerium für Staatssicherheit der UdSSR, Verhörprotokoll des Inhaftierten Erwin Jekelius, 9. Juli 1948, Blatt 48/11f. (Kopie und Übersetzung in DÖW 51401); auch Klee (1985, S. 208f.).

121 DÖW 7906, Luftpost, Royal Air Force, Herbst 1941.

122 Österreichischer Rundfunk (ORF), Geschichten und Geschichte. Autobiographische Aussagen von Hans Asperger. Zuerst gesendet am 24. Dezember 1974. https://www.mediathek.at (03.06.2024). Zur Debatte um Aspergers Wissen um die »Euthanasie«-Morde siehe auch das Nachwort.

als auch religiöse), aber sie standen unter Druck, ihre als »minderwertig« geltenden Patient:innen auszuliefern. Dennoch war Asperger keineswegs verpflichtet, Kinder direkt in die Tötungseinrichtung zu schicken, selbst wenn sie unter schweren Behinderungen litten. Er hätte sie ohne jedes Risiko für sich selbst an eine andere Anstalt überweisen können, und in einigen anderen Fällen hat er genau das getan.

Unter den am Spiegelgrund verstorbenen Kindern waren neben Herta und Elisabeth mindestens vier weitere, die zuvor von Asperger untersucht worden waren – zwei davon zu einem Zeitpunkt, als die »Euthanasie« am Spiegelgrund bereits angelaufen war. Ihr Zustand war so schwerwiegend, dass der »Euthanasie«-Apparat sie schließlich erfasste, obwohl Asperger sie zunächst in andere Einrichtungen überwiesen hatte.[123] Warum schickte er Herta und Elisabeth Schreiber auf den Spiegelgrund, nicht aber Richard Draskovic und Ulrike Mayerhofer? Während Aspergers Befund über Richard (der am Spiegelgrund mit »Mongolismus« diagnostiziert wurde) nicht überliefert ist, enthält Ulrikes Akte einen Befund, in dem Asperger sie als »intellektuell hochgradig rückständiges, schwer autistisches« Mädchen beschreibt, das »zuhause eine schwere Belastung« sei. Im Laufe eines Jahres hatte er einen »Abbauprozess im Gehirn« beobachtet, was ihn dazu veranlasste, ein Heim für geistig behinderte Kinder zu empfehlen.[124] Die Quellen lassen keine eindeutige Aussage zu, warum Asperger in die eine oder in die andere Richtung entschied, auch wenn in den Fällen von Herta und (weniger klar) Elisabeth die Haltung der Eltern eine Rolle gespielt haben mag. Die Belege in diesen beiden Fällen legen jedenfalls nahe, dass er zumindest unter den gegebenen Umständen die Tötung von Kindern mit Behinderungen als letztes Mittel akzeptierte. Dies muss bei der Beurteilung der Rolle Aspergers bei einer erheblichen Zahl von Verlegungen auf den Spiegelgrund berücksichtigt werden, die zum Tod der betreffenden Kinder führten.

Im Dezember 1941 stellten die Behörden in Niederdonau (der Wien umgebende Gau, das heutige Niederösterreich) fest, dass Patient:innen im Kinderpavillon der Heil- und Pflegeanstalt Gugging nicht zur Schule

123 WStLA, 1.3.2.209.10, Nervenklinik für Kinder, Krankengeschichten: verstorbene Mädchen und Knaben 1940–1945, Krankengeschichte Ulrike Mayerhofer, Krankengeschichte Richard Draskovic.

124 In diesem Fall benützte Asperger den Begriff »autistisch« im ursprünglichen Bleuler'schen Sinn, als Bezeichnung für ein Symptom der Schizophrenie.

gingen, obwohl sie nicht formal von der Schulpflicht befreit waren.[125] Daraufhin wurde eine Expertenkommission einberufen, um die Kinder hinsichtlich ihrer »Bildungsfähigkeit« zu beurteilen. »Die weder in einer Hilfsschule noch im Rahmen einer Irrenanstalt bildungsfähigen Kinder« waren dabei »so bald als möglich der Aktion Dr. Jekelius zuzuführen«.[126] Diese Formulierung impliziert, dass die Adressaten des Dokuments wussten, wer Dr. Jekelius war und dass die von der Kommission als »bildungsunfähig« eingestuften Kinder getötet werden sollten.

Aufgrund von überlappenden Zuständigkeiten (die Heil- und Pflegeanstalt Gugging befand sich auf dem Gebiet und im Eigentum der Stadt Wien, war aber an die Verwaltung Niederdonaus vermietet) bestand die Kommission aus sieben Mitgliedern aus beiden Gauen. In seiner Funktion als medizinischer Berater für das Wiener Sonderschulsystem war Asperger Teil der Kommission. Er war der einzige Fachmann für Heilpädagogik in dem Gremium und der einzige wissenschaftlich aktive Kliniker (der einzige andere Arzt war der Direktor der Anstalt Gugging, der Psychiater Josef Schicker, 1879–1949).

Nachdem im März und Mai 1941 insgesamt 106 Kinder in die Tötungsanstalt Hartheim transportiert worden waren, verblieben am Ende des Jahres 220 Patient:innen auf der Station. In ihrem Bericht vom 16. Februar 1942 teilte die Kommission alle Kinder im schulpflichtigen Alter in verschiedene Kategorien ein, wobei 35 (neun Mädchen und 26 Jungen) als »bildungsunfähig« eingestuft wurden, dem Schlüsselkriterium für die »Euthanasie«. Ihre Namen sind im Bericht nicht genannt, sodass ihr individuelles Schicksal nicht mit Sicherheit festgestellt werden kann.[127] Es gibt jedoch Belege für eine Reihe von späteren Transferierungen von Gugging auf den Spiegelgrund – mit tödlichen Folgen.[128]

Am 20. Mai 1942, drei Monate nachdem die Kommission in Gugging zusammengekommen war, wurden neun Jungen auf den Spiegelgrund verlegt. Alle waren innerhalb weniger Monate tot. Bis zum Ende des Jahres folgten weitere 20 Kinder (neun Mädchen und elf Jungen) mit dem glei-

---

125 In der Heil- und Pflegeanstalt Gugging wurden während des Krieges hunderte Patient:innen durch Ärzte und Pflegepersonal getötet (Czech, 2016b).

126 Niederösterreichisches Landesarchiv (NÖLA), Erlass der Reichsstatthalterei in Niederdonau (Gauselbstverwaltung), 9. Dezember 1941.

127 NÖLA, Reichsstatthalter in Niederdonau an Dezernat III b-2, 2. März 1942.

128 NÖLA, Reichsstatthalter in Niederdonau an Dezernat III b-2, 2. März 1942.

chen Schicksal. Im Laufe des Jahres 1943 wurden zwölf weitere Kinder (acht Jungen und vier Mädchen) auf den Spiegelgrund gebracht, von denen ebenfalls keines überlebte.[129] Die Sterberate von 100 Prozent zeigt, dass diese Kinder auf den Spiegelgrund verlegt wurden, um dort zu sterben. Die zwischen dem Besuch der Kommission und den Verlegungen vergangene Zeit ist höchstwahrscheinlich darauf zurückzuführen, dass die Spiegelgrund-Anstalt meist überbelegt war; es ist auch möglich, dass in einigen Fällen weitere Beobachtung nötig erschien.

Die Kommission stützte sich auf von Schicker vorbereitete Vorschläge, untersuchte aber jedes einzelne Kind und traf in jedem Fall eine Entscheidung. Unter einer Gruppe von 50 Kindern, die der Direktor für schuluntauglich hielt und in Gugging behalten wollte, fand die Kommission 18, die ihrer Meinung nach weitere pädagogische Bemühungen rechtfertigten. Hinsichtlich der 35 von Schicker in die unterste Kategorie eingestuften Kinder bestätigte die Kommission jedoch in allen Fällen dessen Urteil: »Die nicht bildungs- und entwicklungs-, bzw. beschäftigungsfähigen Kinder im schulpflichtigen Alter (Liste I) wurden untersucht und dabei festgestellt, daß in keinem Fall ein irgendwie nennenswerter Erziehungserfolg zu erzielen sein wird.«[130] Durch die Änderung der Diagnose für 18 Kinder der ersten Gruppe verbesserte die Kommission deren Chancen, in eine Sonderschule zu kommen, was das Risiko einer Selektion für die Tötung verringerte. Dennoch endeten auch 20 der ursprünglich 50 Kinder aus dieser Gruppe als Opfer der »Euthanasie« am Spiegelgrund – zusätzlich zu den 35 Kindern, deren Einstufung als hoffnungslose und für die »Euthanasie« vorgesehene Fälle die Kommission bestätigt hatte. Insgesamt starben 59 der 158 von der Kommission bewerteten Kinder vor Kriegsende am Spiegelgrund, was einer Sterberate von 37,3 Prozent entspricht.[131]

Wäre es der Kommission möglich gewesen, zumindest einige der Kinder zu retten, wenn sie es gewollt hätte? Aufgrund der begrenzten Quellenlage kann diese Frage nicht abschließend beantwortet werden. Es lässt sich aber zeigen, dass zumindest in einigen Fällen die Familien ihre Kinder nach Hause nehmen wollten, was die Behörden aber nicht zuließen. Engelbert Deimbacher, geboren 1929, war Patient auf der Kinderstation,

129 WStLA, 1.3.2.209.10, Nervenklinik für Kinder, B 4 Totenbuch.

130 NÖLA, Reichsstatthalter in Niederdonau an Dezernat III b-2, 2. März 1942.

131 WStLA, 1.3.2.209.10, Nervenklinik für Kinder, B 4 Totenbuch.

als die Kommission nach Gugging kam. Er war von Geburt an gehörlos; außerdem litt er an Hydrozephalie und an einer schweren geistigen Behinderung. Obwohl er nicht zur Schule gehen konnte, bestand die Hoffnung, dass er seine körperlichen Fähigkeiten zur Ausführung einfacher Aufgaben verbessern könnte. Er wurde als lebhaft und gesellig beschrieben. Engelberts Akte enthält drei Briefe seines Vaters mit der Bitte, ihn in seine Obhut zu entlassen. Der letzte dieser Briefe ging am 15. Februar 1942 ein, drei Tage vor dem Besuch der Kommission. Die Anfragen wurden bei allen drei Gelegenheiten abgelehnt, die letzte unter dem Vorwand, dass weitere Untersuchungen notwendig seien. Am 20. Mai 1942 wurde Engelbert auf den Spiegelgrund verlegt, wo er am 8. November starb.[132] Im Fall von Georgine Schwab (geboren 1934) bat ihre Großmutter wiederholt um ihre Entlassung, ebenfalls ohne Erfolg.[133] Die Akten enthalten zahlreiche ähnliche Beispiele, die zeigen, dass diese Kinder weder unerwünscht noch ungeliebt waren.[134]

Im Fall der Gugginger Kommission erscheint Asperger als ein gut funktionierendes Rädchen in einer tödlichen Maschinerie. Die letzte Verantwortung für den Tod dieser Kinder fiel zwar auf den Gugginger Direktor Schicker, der die Verlegungen unterschrieb, sowie auf das Personal am Spiegelgrund. Wie die Episode aber zeigt, vertrauten die Behörden darauf, dass Asperger sein Fachwissen für die Selektion von Kindern für die Ermordung zur Verfügung stellen würde.

132 NÖLA, Heil- und Pflegeanstalt Gugging, Krankengeschichte Engelbert Deimbacher.

133 NÖLA, Heil- und Pflegeanstalt Gugging, Krankengeschichte Georgine Schwab.

134 Nicht alle Krankengeschichten sind erhalten, und die vorhandenen sind nicht unbedingt vollständig. In einem Sample von 76 Akten von Kindern, die am Spiegelgrund (oder in einzelnen Fällen in Gugging) verstarben, findet sich in 21 Fällen Korrespondenz mit den Eltern. In sechs dieser Fälle hatten die Eltern darum ersucht, ihre Kinder nach Hause nehmen zu dürfen (NÖLA, Heil- und Pflegeanstalt Gugging, Krankengeschichten der Kinderanstalt).

Aspergers Diagnosen im Vergleich zu jenen vom Spiegelgrund

In seinen Publikationen entwarf Asperger ein Bild von sich selbst als wohlwollend, optimistisch und liebevoll gegenüber den Kindern in seiner Obhut – eine Charakterisierung, die in den bisherigen Schriften zu seiner Person aufgegriffen wird. Es ist auch kaum zu bezweifeln, dass er seiner Tätigkeit leidenschaftlich verbunden war und ihm viele seiner Patient:innen tatsächlich am Herzen lagen. Im Zusammenhang mit dieser Arbeit müssen wir aber fragen, ob sich diese positive Einstellung auch auf jene Kinder erstreckte, die keine Hoffnungen auf eine zukünftige Entwicklung boten oder die sich gegenüber Erziehungs- und Disziplinierungsversuchen unzugänglich zeigten.

Auf der Basis dieses Narrativs – propagiert von ihm selbst und anderen – müssten beträchtliche Unterschiede zu finden sein zwischen Aspergers Befunden über »abnorme« Kinder auf der einen Seite und den Gutachten jener Kolleg:innen, die sich der Idee »minderwertigen« Lebens und dessen Ausschluss aus dem »Volkskörper« verschrieben hatten, auf der anderen. Die Krankenakten von 46 Kindern, die sowohl von Asperger an seiner heilpädagogischen Station als auch am Spiegelgrund untersucht wurden, erlauben die Überprüfung dieser Annahme. Sechs dieser 46 Kinder verstarben in der »Euthanasie«-Anstalt; diese Fälle, einschließlich Herta Schreiber und Elisabeth Schreiber, wurden bereits besprochen.[135] Die folgende Analyse betrifft die verbleibenden 40 Kinder (zwölf Mädchen, 28 Jungen), die den Spiegelgrund überlebten und später in andere Einrichtungen verlegt oder entlassen

135 Die Zahl der am Spiegelgrund verstorbenen ehemaligen Patient:innen der heilpädagogischen Station ist insgesamt höher (siehe Friedmann, 2022, S. 435–442). Hier sind nur jene Fälle berücksichtigt, bei denen Aspergers persönliche Beteiligung dokumentiert ist und bei denen der zeitliche Ablauf einen Vergleich sinnvoll erscheinen lässt.

wurden.[136] In zehn dieser Fälle forderte Asperger explizit eine Verlegung auf den Spiegelgrund; in vier Fällen empfahl er eine »heilpädagogisch geführte Anstalt«, was ebenfalls auf den Spiegelgrund verweist.[137] Wenngleich auch andere Instanzen – vor allem die Jugendfürsorge – mitbestimmten, was mit den Kindern geschehen würde, war Asperger der führende Experte auf diesem Gebiet, und seine diagnostischen Berichte und Empfehlungen waren oft entscheidend.

Anders als bei Herta Schreiber und Elisabeth Schreiber gibt es bei den zuletzt genannten 14 Fällen keinen Hinweis darauf, dass Asperger damit rechnete, dass die Kinder, die er (explizit oder indirekt) für die Verlegung auf den Spiegelgrund empfahl, dort getötet würden. Obwohl die Spiegelgrund-Anstalt zur Durchführung der »Kindereuthanasie« in Wien gegründet wurde, führte sie auch Langzeitbeobachtungen von Kindern mit Entwicklungsstörungen oder anderen Problemen durch, beherbergte Minderjährige mit weniger schweren Beeinträchtigungen und diente als Disziplinierungseinrichtung für das System der Jugendfürsorge (Czech, 2002). Die Diagnosen dieser 14 Kinder scheinen nicht so schwerwiegend gewesen zu sein, dass sie diese der Gefahr einer Tötung ausgesetzt hätten. Sie auf den Spiegelgrund zu schicken bedeutete dennoch ein erhebliches Risiko. Nach Aussagen von Überlebenden waren die Kinder regelmäßig von Gewalt bedroht, einschließlich medizinischer Formen von Folter, und die älteren Kinder lebten in Angst, getötet zu werden.[138]

---

136 Die 30 Fälle im Sample mit detaillierter Dokumentation: WStLA, 1.3.2.209.10.A1 (Spiegelgrund), Krankengeschichten: überlebende Knaben und Mädchen 1941–1945, Leo A., Karl E., Walter G., Arnold H., Alfred H., Johann K., Franz K., Gottfried K., Rudolf N., Roman R., Johann R., Adolf R., Josef R., Otto S., Karl S., Gerald St., Rudolf St., Richard S., Johann T., Leopold V., Erich We., Erich Wi., Charlotte H., Edith H., Lucia K., Edith M., Charlotte M., Hildegard P., Helene P., Charlotte R. Die zehn aufgrund unzureichender Dokumentation nicht in den direkten Vergleich zwischen dem Spiegelgrund und Aspergers Abteilung aufgenommenen (aber in dem Sample von 40 Fällen enthaltenen) Personen sind: Anton R., Walter S., Erwin T., Mathilde H., Herta P., Margarete Schw., Margarethe Sch., Friedrich K., Theodor P. and Robert Sch.; die letzteren drei sind enthalten in WStLA, 1.3.2.209.1.A47, Kinderklinik; Heilpädagogische Station: Krankengeschichten.

137 Wie erwähnt hatte der erste Direktor des Spiegelgrund einen Teil seiner Ausbildung an der heilpädagogischen Station erhalten; der Spiegelgrund war außerdem die einzige Einrichtung in der Region, die zumindest eine Zeit lang den Begriff »Heilpädagogik« im Namen hatte (Czech, 2014b, S. 201).

138 Interviews mit Zeitzeug:innen finden sich auf http://gedenkstaettesteinhof.at/de/interviews (05.06.2024).

In dem Sample von 40 Überlebenden des Spiegelgrund, die auch von Asperger untersucht wurden, sind 30 Fälle mit ausreichender Dokumentation enthalten, um einen Vergleich zwischen Aspergers Befunden und denen seiner direkt in die Tötungen involvierten Kolleg:innen zu ermöglichen.[139] Gibt es in diesen Akten irgendwelche Anhaltspunkte, dass Asperger ein positives Bild der Kinder zu zeichnen versuchte, um deren Gefährdung durch die NS-»Rassenhygiene« zu verringern? Freilich wirft der direkte Vergleich gewisse Probleme auf: Die Beurteilungen variieren in Ausführlichkeit und Qualität, sie folgten keinen gemeinsamen diagnostischen Standards, und zwischen den Untersuchungen lagen manchmal beträchtliche Zeitspannen, sodass sich der Zustand der Kinder in der Zwischenzeit zum Besseren oder zum Schlechteren verändert haben konnte. Trotz dieser Einschränkungen bieten die Akten eine einzigartige Möglichkeit, Aspergers diagnostische Arbeit in seinem konkreten institutionellen, methodischen und historischen Kontext zu beurteilen. Die Anstalt Am Spiegelgrund, die nicht nur für die »Kindereuthanasie« diente, sondern auch für die Aufnahme von »schwierigen« oder »asozialen« Kindern, verkörpert die Implementierung der »Rassenhygiene« in Pädiatrie, Jugendpsychiatrie und Jugendwohlfahrt. Die verantwortlichen Mitarbeiter:innen am Spiegelgrund (von denen die hier analysierten medizinischen Befunde stammen) waren von Nationalsozialismus und »Rassenhygiene« überzeugt. Vor diesem Hintergrund müsste jede systematische Tendenz Aspergers zu Gunsten seiner Patient:innen in dieser Stichprobe sichtbar werden. Und dennoch finden sich unter diesen 30 Fällen nur zwei, in denen Asperger die Kinder weniger streng zu beurteilen schien als seine Kolleg:innen am Spiegelgrund. In 16 Fällen – also etwas mehr als der Hälfte – kamen Asperger

139 Unter den Fällen, die wegen unzureichender Dokumentation vom direkten Vergleich ausgeschlossen wurden, ist Friedrich K., der dem Profil der »autistischen Psychopathie« entsprach. Er war etwas unter acht Jahre alt, als Asperger ihm im März 1942 eine »autistische Persönlichkeit« und ein »schwer psychopathisches Zustandsbild« attestierte. Laut Asperger war der Knabe »intellektuell tiefstehend«, »überrascht aber wieder auf manchen Gebieten durch gute Leistungen«. In Hinsicht auf seine »unangepaßte, unverantwortliche […] triebhafte Aktivität« und seine »beträchtliche psychische Abnormität« kam nach Aspergers Ansicht »nur Spiegelgrund in Betracht«: WStLA, 1.3.2.209.1.A47, Kinderklinik; Heilpädagogische Station: Krankengeschichten, 1942, Friedrich K. Der Junge wurde im Mai 1942 (via Kinderübernahmestelle) auf den Spiegelgrund überstellt, wo er zehn Monate lang verblieb und schließlich in das Kinderheim Wimmersdorf transferiert wurde: WStLA, 1.3.2.207.A6, Karteikarte Friedrich K.

und die Diagnostiker vom Spiegelgrund zu vergleichbaren Ergebnissen. In den verbleibenden zwölf Fällen war Aspergers Sicht auf seine Patient:innen negativer und in einigen Beispielen auch offen abwertend.

Gerald St. ist der zweite Junge in dem Sample, der außer dem zuvor (in Fußnote 139) erwähnten Friedrich K. neben anderen Zuschreibungen auch als »autistisch« bezeichnet wurde. Asperger sah ihn im Juli 1941, im Alter von 28 Monaten. Er beschrieb ihn als »intellektuell zurück« und »vor allem aber charakterlich gestört«. Konkret konstatierte er »Einengung des persönlichen Kontaktes, abrupte Impulse, gesteigerte, dabei unangepasste Affekte« und »Bewegungsstereotypien« – und stellte im Ergebnis fest, »für eine normale Kindergemeinschaft (NSV-Heim) muß er eine untragbare Belastung darstellen«. Er empfahl daher entweder eine private Betreuung oder die Verlegung auf den Spiegelgrund.[140] Gerald wurde nach Aufenthalten in zwei anderen Institutionen acht Monate später am Spiegelgrund aufgenommen. Das erste psychologische Gutachten am Spiegelgrund (von Igor Caruso) kam zu ähnlichen Ergebnissen: Er sei »intellektuell zurückgeblieben, besonders auf sprachlichem Gebiet«. Caruso attestierte ihm »Impulsivität« und »Neigung zu Übertriebenheiten und Zornanfällen«. Und weiter: »Der Kontakt mit ihm ist sehr schwer herzustellen. Das Kind beantwortet nicht die Fragen, spricht nur spontan und autistisch.« Die allgemeine Diagnose lautete »Neuropathie«.[141] Ein Jahr später kam Heinrich Gross (1915–2005), einer der berüchtigtsten österreichischen »Euthanasie«-Täter, zu einem viel optimistischeren Ergebnis. Er empfahl die Entlassung Geralds in die Obhut seiner Großeltern, da er zwar in seiner Gesamtentwicklung immer noch zurücklag, aber in Bezug auf seine geistigen Fähigkeiten aufgeholt hatte. Gross beschrieb den Jungen nun als »gemütlich ansprechbar, in der Stimmungslage unbekümmert, antriebsreich und leicht erregbar«.[142] In diesem Beispiel klingt Aspergers ge-

140 WStLA, 1.3.2.209.10.A1, Krankengeschichten: überlebende Knaben und Mädchen 1941–1945, Gerald St., Asperger an BJA III, 30. Juli 1941.

141 WStLA, 1.3.2.209.10.A1, Krankengeschichten: überlebende Knaben und Mädchen 1941–1945, Gerald St., 1. Psychologisches Gutachten, 11. Juni 1942, gezeichnet Igor Caruso. Nach 1945 erlangte Caruso (1914–1981) als Universitätsprofessor in Salzburg und Gründer einer eigenen tiefenpsychologischen Schule (heute Wiener Arbeitskreis für Psychoanalyse) Bekanntheit. Seine Tätigkeit am Spiegelgrund wurde 2008 zum ersten Mal öffentlich kritisch thematisiert (List, 2008), was zu einer intensiven Debatte führte.

142 WStLA, 1.3.2.209.10.A1, Krankengeschichten: überlebende Knaben und Mädchen 1941–1945, Gerald St., Ärztliches Gutachten, 22. Juli 1942, gezeichnet Heinrich Gross

rühmter »pädagogischer Optimismus« etwas hohl angesichts dessen, was er tatsächlich in der Akte über seinen Patienten schrieb.

Gerald wurde von Asperger und am Spiegelgrund zunächst in ähnlicher Weise beschrieben. Leo A. ist dagegen ein typisches Beispiel für die zwölf Fälle (von 30), in denen Asperger härter erscheint als seine Kolleg:innen. Im April 1936 als Sohn einer alleinerziehenden Mutter geboren, kam Leo unmittelbar nach seiner Geburt in eine Pflegefamilie. Im Alter von vier Jahren war Leo ein intelligentes, aber schwieriges Kind. Er litt unter Wutanfällen und wurde der Tierquälerei bezichtigt. Im November 1940 kam er zur Beobachtung und Diagnose auf Aspergers Station. In seinem Gutachten qualifizierte Asperger ihn als »pädagogisch sehr schwierigen, psychopathischen Buben, von einer Art, wie sie bei Kleinkindern nicht häufig ist«. Obwohl er »intellektuell in mancher Beziehung über sein Alter entwickelt« war, verwies Asperger auf die »sehr gesteigerte Affekterregbarkeit« des Jungen und auf »mit großer Geschicklichkeit ins Werk gesetzte Bosheitshandlungen«. In seiner Empfehlung verwendete Asperger einen Ausdruck, mit dem er oft seinen idealen Erziehungsstil charakterisierte: Was der Junge brauchte, war die »sehr überlegene Führung«, die nur eine nach den Prinzipien der Heilpädagogik geführte Institution (wie der Spiegelgrund) bieten könnte.[143] Leo wurde vier Monate später, nach einem Aufenthalt bei seiner Tante, auf den Spiegelgrund gebracht. Nach einer viermonatigen Beobachtungszeit hielten Erwin Jekelius und Heinrich Gross ihre eigene Einschätzung fest: Leo war ein »körperlich seinem Alter entsprechend entwickelter Junge, von guter Intelligenz«. In der Gruppe erwies er sich als still, fast verschlossen; bis auf eine gewisse Reizbarkeit verursachte er aber keine Schwierigkeiten. Auch wenn Leo anderen Kindern gegenüber nicht sehr hilfsbereit war, wurden keine Anzeichen von mangelnder Empathie (»Gemütsarmut«) bei ihm beobachtet. Jekelius und Gross empfahlen eine Unterbringung beim Vater – die Ursache für die Schwierigkeiten, die zu Leos Anstaltsaufnahme geführt hatten, sahen sie in den Verhältnissen in der Pflegefamilie. Aspergers Diagnose einer »Psycho-

und Ernst Illing. Heinrich Gross (1915–2005) stieg nach dem Krieg zu einem der prominentesten Psychiater Österreichs auf. Seine Karriere beruhte nicht zuletzt auf der wissenschaftlichen Verwertung von Gehirnpräparaten, die von den am Spiegelgrund getöteten Kindern stammten (Czech, 2014a, S. 112ff.; Czech, 2014b).

143 WStLA, 1.3.2.209.10, Nervenklinik für Kinder, Krankengeschichten: überlebende Mädchen und Knaben 1941–1945, Leo A., Befund, 27. Dezember 1940, gezeichnet Asperger.

pathie« – mit der Implikation eines anlagebedingten, potenziell lebenslangen Zustands – war in den Augen seines früheren Mitarbeiters Jekelius nicht stichhaltig.[144]

In diesem wie in anderen Fällen führte Aspergers Glaube an das ätiologische Übergewicht angeborener konstitutioneller Faktoren beziehungsweise organischer Hirnschäden zu negativen Urteilen über seine Patient:innen, die leicht zu selbsterfüllenden Prophezeiungen werden konnten.

Aspergers Bericht über einen anderen Vierjährigen, Karl E. (wie Leo ein Pflegekind), ist ähnlich hart und – im direkten Vergleich mit den am Spiegelgrund erstellten Diagnosen – bar jeder erkennbaren positiven Tendenz. »Es handelt sich«, so Asperger,

> »um ein psychopathisches Kleinkind, das beträchtliche pädagogische Schwierigkeiten bereitet: besondere Reizbarkeit, die bei einem so kleinen Kind ungewöhnlich ist, Neigung zu negativistischen Reaktionen und zu Bosheitshandlungen, anspruchsvolles Wesen. Allen diesen Schwierigkeiten liegt ein Fehler im persönlichen Kontakt zugrunde.«

Asperger empfahl die Unterbringung in einer heilpädagogisch geführten Anstalt als die einzig gangbare Möglichkeit für den Jungen, wobei dessen gute Intelligenz durchaus Aussichten versprach.[145] Nach längerer Beobachtung am Spiegelgrund hielt Jekelius fest: »Im Gegensatz zur Begutachtung auf der Kinderklinik konnte während des mehrmonatigen hiesigen Aufenthaltes die Psychopathie nicht bestätigt werden.« Das Verhalten des Jungen lag nicht außerhalb des normalen Bereichs: Leo sei »sehr intelligent« und löse die ihm gestellten Aufgaben »mit Leichtigkeit«.[146]

---

144 WStLA, 1.3.2.209.10, Nervenklinik für Kinder, Krankengeschichten: überlebende Mädchen und Knaben 1941–1945, Leo A., Befund und Gutachten, 23. September 1941, gezeichnet Heinrich Gross und Erwin Jekelius. Es sei angemerkt, dass der Junge 1942/43 sowohl auf den Spiegelgrund als auch an die heilpädagogische Station zurückkehrte, aber die damit zusammenhängenden Dokumente (Gutachten von Ernst Illing, dem Nachfolger Jekelius' am Spiegelgrund, und von einem Kollegen Aspergers) sind hier nicht weiter relevant.

145 WStLA, 1.3.2.209.10, Nervenklinik für Kinder, Krankengeschichten: überlebende Mädchen und Knaben 1941–1945, Karl E., Befund, 25. Oktober 1940, gezeichnet Asperger.

146 WStLA, 1.3.2.209.10, Nervenklinik für Kinder, Krankengeschichten: überlebende Mädchen und Knaben 1941–1945, Karl E., Führungsbericht und Gutachten, gezeichnet Margarete Hübsch und Erwin Jekelius, 19. September 1941.

Der Fall des 16-jährigen Johann K. veranschaulicht Aspergers Tendenz, die Bedeutung der Lebensumstände der Kinder (einschließlich Fälle von Misshandlung und Missbrauch) herunterzuspielen und deren Schwierigkeiten mit angeblich anlagebedingten Defekten zu erklären. Asperger bezeichnete Johann als »grenzdebilen Jugendlichen« – obwohl er einräumte, dass dessen schulische Leistungen angesichts der Tatsache, dass er wegen Knochentuberkulose jahrelang die Schule versäumt hatte, nicht schlecht waren. Dennoch hielt er fest: »Die Schwierigkeiten ergeben sich vor allem aus seiner schweren Reizbarkeit und Hemmungslosigkeit in jeder Hinsicht (schwere Aggressionen, sexuelle Übererregbarkeit, Verschwendungssucht, Faulheit)«. Asperger hielt es für möglich, »aber nur bei ganz überlegener, unerbittlicher Führung«, dass Johann für ungelernte Arbeiten eingesetzt werden könnte. Bezüglich einer möglichen Betreuung durch Eltern oder Großeltern meinte Asperger, »zu Hause ist er überhaupt für seine Umgebung eine Gefahr« und zweifellos »wird er schwer verwahrlosen«. Er empfahl, den Jungen aus seiner Familie zu entfernen und in eine Anstalt zu geben.[147] Aus unbekannten Gründen wurde Johann nicht in die von Asperger vorgeschlagene Erziehungsanstalt Eggenburg geschickt, sondern auf den Spiegelgrund. Ernst Illing, Jekelius' Nachfolger als Direktor, stimmte mit Asperger darin überein, dass es bei der intellektuellen Entwicklung des Jungen mangelte. Im Gegensatz zu Asperger bezeichnete Illing den Jungen aufgrund des Verhaltens der Mutter als »erblich belastet« und stellte die Möglichkeit einer Sterilisation in den Raum. Und doch blieb Illings Einschätzung von Johanns Charakter optimistischer als die von Asperger: In seiner Sicht lag das Hauptproblem daran, dass es sich bei Johann um einen »erzieherisch unzureichend geförderten Jugendlichen« handelte; trotz seiner schwierigen Kindheit wäre er »in charakterlicher Hinsicht [...] nicht gröber abartig« – abgesehen von einer gewissen Antriebsarmut, die Illing den langen Krankenhausaufenthalten zuschrieb. Er sah auch keinen Grund für ein Erziehungsheim und empfahl stattdessen die Unterbringung bei einer Pflegefamilie »auf dem Lande oder in den ländlichen Bezirk Wiens«.[148]

147 WStLA, 1.3.2.209.10, Nervenklinik für Kinder, Krankengeschichten: überlebende Mädchen und Knaben 1941–1945, Johann K., Befund, gezeichnet Asperger, 16. September 1942.

148 WStLA, 1.3.2.209.10, Nervenklinik für Kinder, Krankengeschichten: überlebende Mädchen und Knaben 1941–1945, Johann K., Gutachterliche Äußerung, gezeichnet Ernst Illing, 6. Januar 1943.

Ein weiteres Beispiel für Aspergers Tendenz, die Folgen von Vernachlässigung oder Missbrauch herunterzuspielen, sind seine Bemerkungen über zwei Schwestern von sieben und fünf Jahren, die er im Februar 1941 wegen Erziehungsschwierigkeiten untersuchte. Nach seinem Gutachten war Charlotte (die jüngere) »schwerer degenerativ als die Schwester«, weiters »auch intellektuell deutlich rückständig« und »ständig zu allerhand grobem Unfug bereit«. Die Mutter, die er als »keineswegs sehr klug, auch psychisch etwas sonderbar« charakterisierte, war seiner Ansicht nach nicht in der Lage, mit den beiden Mädchen zurechtzukommen. Daher empfahl er die sofortige Einweisung in eine Erziehungsanstalt.[149] Illings Befund über Charlotte betonte hingegen, dass sie die ersten Jahre ihres Lebens in Anstalten und Pflegefamilien verbracht hatte, und dass ihre Mutter sie schwer vernachlässigt hatte, wenn sie bei ihr war. Während Asperger sie als »schwerer degenerativ« stigmatisiert hatte, führte Illing Charlottes Schwierigkeiten und ihren leichten verstandesmäßigen Rückstand eindeutig auf die erlebte Vernachlässigung zurück (wenngleich er auch auf angebliche erbliche Mängel in ihrer Familie verwies).[150]

Unter den 30 verglichenen Fällen sind wie erwähnt nur zwei, bei denen Asperger in seiner Diagnose optimistischer erscheint als seine Kolleg:innen vom Spiegelgrund. Im November 1938 untersuchte er den sechsjährigen Johann T., den er folgendermaßen beschrieb: »Es handelt sich um einen erethischen, debilen Buben, der keine Gefahr erkennt, noch nicht in ganzen Sätzen spricht und in seiner unruhigen Getriebenheit ohne dauernde Beaufsichtigung sich selbst und seine Umgebung gefährdet.« Asperger empfahl die Unterbringung in der Erziehungsanstalt Biedermannsdorf bei Wien (der Spiegelgrund war noch nicht gegründet).[151] In Biedermannsdorf (wie in anderen derartigen Einrichtungen) waren die Kinder regelmäßig emotionaler, physischer und sexueller Gewalt durch andere Kinder und das Erziehungspersonal ausgesetzt (Malina, 2007). Es

149 WStLA, 1.3.2.209.10, Nervenklinik für Kinder, Krankengeschichten: überlebende Mädchen und Knaben 1941–1945, Charlotte H., Heilpädagogisches Gutachten, gezeichnet Asperger, 20. Februar 1941.

150 WStLA, 1.3.2.209.10, Nervenklinik für Kinder, Krankengeschichten: überlebende Mädchen und Knaben 1941–1945, Charlotte H., Gutachterliche Äußerung, gezeichnet Ernst Illing, 5. August 1942.

151 WStLA, 1.3.2.209.10.A1, Krankengeschichten: überlebende Knaben und Mädchen 1941–1945, Johann T., Asperger an Wohlfahrtsamt der Bezirkshauptmannschaft Mödling-Liesing, 26. November 1938.

ist daher kaum verwunderlich, dass Johann in den nächsten Jahren keine großen Fortschritte machte. Im Mai 1941 diagnostizierte Erwin Jekelius bei ihm einen »bildungsunfähigen Schwachsinn (Imbezillität)« und forderte Johanns Überstellung auf den Spiegelgrund. Trotz der gefährlichen Diagnose überlebte Johann die »Euthanasie«-Anstalt, sein späteres Schicksal ist jedoch unbekannt.[152] In diesem Fall erscheint Aspergers Diagnose milder und optimistischer – es ist allerdings auch möglich, dass sich Johanns Zustand während der zwischen den zwei Untersuchungen vergangenen 30 Monate verschlechtert hatte, vor allem angesichts der widrigen Bedingungen in Biedermannsdorf.

Der zweite Fall ist ähnlich uneindeutig. Im Oktober 1940 untersuchte Asperger die 16-jährige Hildegard P., weil die Behörden an ihrem Sexualleben Anstoß nahmen. Obwohl sein Befund wenig schmeichelhaft ausfiel (»wohl auch in sexueller Hinsicht nicht viele Hemmungen«), empfahl er, Hildegard an ihre Mutter zu übergeben, sie aber unter strenge Überwachung durch die Nationalsozialistische Volkswohlfahrt (NSV) zu stellen.[153] Sieben Wochen später konstatierte Jekelius bei Hildegard »gesteigerte sexuelle Triebhaftigkeit, Gefahr des weiteren sexuellen Abgleitens« und überwies sie an eine Erziehungsanstalt. Obwohl Asperger in vielen ähnlich gelagerten Fällen keine Bedenken hatte, Mädchen in geschlossene Institutionen einzuweisen, zeigte er in diesem Fall mehr Nachsicht. Für Hildegard bedeutete dies den Unterschied zwischen Freiheit und Internierung in einer Anstalt.[154]

Die hier analysierten Fälle zeigen, dass Asperger nicht vor Diagnosen wie »Schwachsinn« zurückschreckte – auch wenn dies eine ernste Gefahr für die betroffenen Kinder und Jugendlichen bedeuten konnte im Kontext eines Jugendfürsorgesystems, das von einer Ideologie der Aussonderung gegenüber den schwächsten Mitgliedern der Gesellschaft dominiert war. In einer Hinsicht zeigte Asperger jedoch eine gewisse Zurückhaltung.

---

152 WStLA, 1.3.2.209.10.A1, Krankengeschichten: überlebende Knaben und Mädchen 1941–1945, Johann T., »Abschrift Küst« über Johann T., Gutachten Jekelius, vermutlich 9. Mai 1941.

153 WStLA, 1.3.2.209.10.A1, Krankengeschichten: überlebende Knaben und Mädchen 1941–1945, Hildegard P., Heilpädagogisches Gutachten, gezeichnet Asperger, 2. Oktober 1940.

154 WStLA, 1.3.2.209.10, Nervenklinik für Kinder, Krankengeschichten: überlebende Mädchen und Knaben 1941–1945, Hildegard P., Führungsbericht und Gutachten, gezeichnet Jokl und Jekelius, 29. Mai 1941.

Während das Personal am Spiegelgrund, wie im Kapitel »Grenzen der ›Bildungsfähigkeit‹« dargelegt, routinemäßig Informationen über die »erbbiologische Beschaffenheit« der Patient:innen und ihrer Familien aufnahm und manchmal auch die Möglichkeit einer (Zwangs-)Sterilisation ansprach, vermied Asperger in den meisten Fällen solche Bezüge.

Abgesehen von dieser Einschränkung bietet die Stichprobe keine Belege dafür, dass Asperger sich gegenüber seinen Patient:innen als wohlwollender erwiesen hätte als seine Kolleg:innen vom Spiegelgrund, wenn er Kinder mit Diagnosen etikettierte, die eine enorme Auswirkung auf ihre Zukunft haben konnten – eher im Gegenteil. So wie viele seiner Kolleg:innen hatte Asperger eine ausgesprochene Tendenz, Kinder von ihren Familien zu trennen – die er oft für dysfunktional hielt – und sie in geschlossene Anstalten einzuweisen. Natürlich waren viele Kinder zu Hause Gewalt oder Vernachlässigung ausgesetzt, und Heimerziehung hätte im Prinzip ein Mittel sein können, sie zu schützen. Allzu oft jedoch scheint Asperger die pädagogische Umgebung einer hierarchischen Institution grundsätzlich gegenüber der Erziehung durch Eltern bevorzugt zu haben, die er als neurotisch, unfähig oder einfach als zu »schwach« im Umgang mit ihrem Kind ansah. In der Praxis bedeutete dies, wenn auch vielleicht entgegen seinen besten Absichten, dass er regelmäßig Minderjährige in Institutionen schickte, wo Misshandlungen und Gewalt herrschten (Berger, 2007).

1941 schickte Asperger einen 15-jährigen Jungen in ein Arbeitserziehungslager für »arbeitsscheue Jugendliche« in Bayern, weil er hoffte, dass strenge Disziplin und Zwangsarbeit dazu beitragen würden, seine schweren hypochondrischen Symptome zu lindern.[155] Obwohl dieser Fall in mancher Hinsicht ungewöhnlich ist, illustriert er, wie autoritär Aspergers Herangehensweise sein konnte. Die an seiner Klinik geführten Krankenakten sind voller Beispiele, wie sehr er strenge Disziplin und »überlegene Führung« (ein häufiger Ausdruck in seinen Gutachten) für die Antwort auf viele Probleme seiner Patient:innen (und der für sie Verantwortlichen) hielt.[156]

---

155 WStLA, 1.3.2.209.1.A47, Kinderklinik; Heilpädagogische Station: Krankengeschichten, Krankengeschichte Karl M. Zum Wanderhof Herzogsägmühle siehe Eberle (1994), vor allem S. 53f.

156 WStLA, 1.3.2.209.1.A47, Kinderklinik; Heilpädagogische Station: Krankengeschichten.

Asperger in den Nachkriegsjahren

Dies ist nicht der Rahmen für eine ausführliche Darstellung von Aspergers Nachkriegskarriere, die sich über mehr als drei Jahrzehnte erstreckte. Vielmehr möchte ich mich auf einige wenige Punkte beschränken, die im Zusammenhang mit dem Thema dieses Buches relevant sind. Über Aspergers Leben während der letzten beiden Kriegsjahre, die er in der Wehrmacht verbrachte, ist nur wenig bekannt. Nach neun Monaten Ausbildung und Dienst in Wien und Brünn (Brno) wurde er im Dezember 1943 mit der 392. Infanteriedivision nach Kroatien geschickt, wo diese zur Verteidigung gegen Partisan:innen in besetzten Gebieten Jugoslawiens eingesetzt wurde.[157] Der Kampf der deutschen Truppen gegen irreguläre Verbände in Jugoslawien beinhaltete auch Repressalien in Form von Massenmorden an Zivilist:innen, die zehntausende Opfer kosteten (Schlarp, 1986, S. 161). In dem Interview von 1974 ging Asperger auch kurz auf seine Kriegserfahrungen ein:

> »Ich war im Krieg, ich war in Kroatien im Partisanenkrieg eingesetzt. Ich möchte auch keines dieser Erlebnisse missen. Es ist gut, dass ein Mann weiß, wie er sich in Lebensgefahr, wenn die Kugeln pfeifen, benimmt. Und es ist auch ein Feld der Bewährung. Und auch ein Feld, wo man für andere zu sorgen hat. Dass ich nie jemanden niederschießen musste, ist auch ein großes Geschenk des Schicksals.«[158]

---

157 Deutsche Dienststelle, Auskunft zur Wehrmachtdienstzeit des Dr. Hans Asperger, 28. Juli 2015. Asperger kehrte am 22. September 1945 nach Wien zurück, nach mehreren Monaten in Kriegsgefangenschaft: WStLA, 1.3.2.202, Personalakt Hans Asperger, Inhaltsverzeichnis.

158 Der Ausdruck »niederschießen« in diesem offenbar sorgfältig ausformulierten Monolog suggeriert eher die Tötung unbewaffneter Personen als einen militärischen Kampf und verweist somit auf die spezifische, von Asperger miterlebte Art der Kriegsführung.

Nach der Niederlage von NS-Deutschland kehrte Asperger an die Wiener Universitäts-Kinderklinik zurück. Die heilpädagogische Station war durch einen Bombentreffer schwer beschädigt worden, bei dem auch Viktorine Zak, Aspergers engste Mitarbeiterin, ums Leben gekommen war.[159] Am 1. September 1945 beantragte Asperger die Wiederverleihung seiner 1943 erlangten venia legendi – alle während der NS-Zeit verliehenen Habilitationen waren bei der Befreiung zunächst für ungültig erklärt worden, bis eine Untersuchung über den politischen Hintergrund der Betroffenen stattgefunden hatte. Wie bereits erwähnt, war Asperger 1938 der Nationalsozialistischen Volkswohlfahrt (NSV) und der Deutschen Arbeitsfront (DAF) beigetreten; außerdem war er Anwärter im Nationalsozialistischen Deutschen Ärztebund (NSDÄB).[160] Im Gegensatz zu Parteigliederungen wie Hitler-Jugend oder SS galten diese Organisationen allerdings nicht als Teile der NSDAP, sondern als »angeschlossene Verbände«. Diese Unterscheidung erlaubte es Asperger, der der NSDAP niemals beigetreten war, die österreichische Variante der Entnazifizierung als politisch unbelastet zu überstehen. Anders als viele Kolleg:innen ersparte er sich Unterbrechungen in seiner Karriere und konnte die Position als Leiter der heilpädagogischen Station behalten.[161] Zusätzlich fungierte er von Juli 1946 bis Mai 1949 als interimistischer Leiter der Kinderklinik. 1957 folgte er einem Ruf an die Universitäts-Kinderklinik Innsbruck.[162] 1962 kehrte er als Direktor an die Wiener Universitäts-Kinderklinik zurück und erreichte somit die prominenteste Position in der österreichischen Pädiatrie.[163]

Seinen Schriften nach zu urteilen, bildete Asperger im Hinblick auf die NS-Vergangenheit Österreichs einen Teil der in den Jahren nach dem Krieg

Eine Bemerkung in seinem 1952 zuerst erschienenen Lehrbuch weist in eine ähnliche Richtung: »Auch im Krieg mußte man immer wieder erleben, wie stark der Zwang eines solchen ›Kollektivs‹ sein konnte, welch schrecklicher Taten da ein Haufe von Menschen als Gesamtheit fähig war, Taten, die jeder allein für sich in seinem bürgerlichen Leben niemals begangen hätte« (Asperger, 1952b, S. 81).

159 Österreichischer Rundfunk (ORF), Geschichten und Geschichte. Autobiographische Aussagen von Hans Asperger. Zuerst gesendet am 24. Dezember 1974. https://www.mediathek.at (03.06.2024).

160 WStLA, 1.3.2.202, Personalakt Hans Asperger, Fragebogen, 7. Oktober 1940.

161 UAW, MED PA 17, Personalakt Hans Asperger, Personalblatt, 1. September 1945; Asperger an Professorenkollegium der med. Fakultät, 1. September 1945. Zur Entnazifizierung in der österreichischen Medizin, siehe Czech (2017).

162 Zu Aspergers Innsbrucker Zeit siehe inzwischen Lechner (2020).

163 UAW, MED PA 17, Personalakt Hans Asperger.

errichteten Mauer des Schweigens. In seiner gedruckten Abschiedsvorlesung von der Wiener Klinik 1977 findet sich ein seltener Bezug auf die NS-Zeit. Eher vage sprach er bei dieser Gelegenheit von »viel Hochmut und Hybris, auch schrecklichen Freveln« auf deutscher Seite, mit dem Krieg als »unausbleibliche Folge«. Dieser brachte »schreckliche Leiden«. Wie bereits in seinem Interview von 1974[164] beschrieb Asperger den Krieg als eine Gelegenheit für persönliche existenzielle Erfahrungen (Hubenstorf, 2005, S. 196; Asperger, 1977, S. 217). Manchen Darstellungen zufolge hatte Asperger 1938 sein Leben riskiert, um die Bedrohung von Kindern in seiner Obhut durch die NS-»Rassenhygiene« anzuprangern. 1977 – in einer Rede, die sein wissenschaftliches und intellektuelles Vermächtnis zusammenfasste – ging Asperger zwar explizit auf den Krieg ein, verlor aber kein Wort über den Nationalsozialismus mit seinen Millionen von Opfern oder über die Hunderte von Kindern, einige von ihnen seine Patient:innen, die praktisch unter seinen Augen getötet worden waren.

Obwohl Asperger in seiner späteren Karriere die Pädiatrie als Ganzes vertrat, blieb die Heilpädagogik sein zentrales Anliegen. Zumindest in Österreich dominierte er jahrzehntelang das Feld, eingeschränkt nur durch die Konkurrenz der aufkommenden Disziplin der Jugendpsychiatrie.[165] Seinen Schriften nach zu urteilen blieben die Grundsätze seines Denkens und sein pädagogischer Ansatz nach 1945 weitgehend unverändert. Auf der konzeptionellen Ebene sah er seine Hauptgegner in den Vertreter:innen der Psychoanalyse und verwandter Theorien, die die Bedeutung von psychodynamischen Prozessen und Kindheitserfahrungen hervorhoben (Asperger, 1952b, S. III, 2f., 272 und zahlreiche weitere Passagen). Im Prinzip distanzierte er sich auch von dem für die NS-»Rassenhygiene« typischen genetischen Determinismus – zumindest in dem notwendigen Maß, um Raum für seine eigene Disziplin und deren therapeutische Möglichkeiten zu beanspruchen (ebd., S. 55). Trotz seines oft betonten »pädagogischen Optimismus« hielt er bezüglich seiner Patient:innen jedoch fest, »in solchen Kinderheimen findet sich doch oft eine Auslese endogen, konstitutionell

164 Österreichischer Rundfunk (ORF), Geschichten und Geschichte. Autobiographische Aussagen von Hans Asperger. Zuerst gesendet am 24. Dezember 1974. https://www.mediathek.at (03.06.2024).

165 Dieser Konflikt hatte auch eine politische Ebene – die dominierende Persönlichkeit in der österreichischen Kinder- und Jugendpsychiatrie nach dem Zweiten Weltkrieg war Walter Spiel, ein Sozialdemokrat (Berger, 2017).

geschädigter Kinder« (ebd., S. 79). Es ist daher kaum überraschend, dass er seine Arbeit als einen heroischen und oft hoffnungslosen Kampf gegen konstitutionelle Defekte aller Art stilisierte (ebd., S. 272ff.). Ein typisches Beispiel für seinen Zugang ist der Beitrag »Die Psychopathologie der jugendlichen Kriminellen« von 1952, in dem er drei Gruppen von Kindern mit angeblichen konstitutionellen oder organischen Defekten als besonders anfällig für die Begehung von Verbrechen schilderte: die sogenannten »Kriminellen aus Kritiklosigkeit«, diejenigen mit entzündungsbedingten Hirnschäden sowie die »Autistischen«, »Instinktgestörten«, und zwar »besonders dann, wenn sie intellektuell normal, ja überdurchschnittlich begabt sind« (Asperger, 1952a, S. 31).

Trotz seiner Betonung von Vererbung und Konstitution vermied Asperger im Allgemeinen explizite Bezüge auf die Eugenik, die durch ihre Assoziation mit den NS-Verbrechen im wissenschaftlichen Mainstream diskreditiert war (zumindest in Deutschland und Österreich). So kritisierte er in einer Passage seines Lehrbuchs den Begriff »lebensunwert« und betonte die Notwendigkeit, für die Erziehung von Menschen mit Behinderungen die besten Schulen und die besten Lehrer bereitzustellen (Asperger, 1952b, S. 93). In einem Buch mit insgesamt sehr wenigen Literaturverweisen zitierte er jedoch auch Otmar von Verschuer (1896–1969), einen der führenden »Rassenhygieniker« in NS-Deutschland mit Verbindungen zu Josef Mengele (Gausemeier, 2004; Massin, 2003), und Johannes Lange (1891–1938), einen Beiträger zur »Bibel« der NS-»Rassenhygiene« (Lange, 1940). Asperger bezog sich dabei auf deren Zwillingsforschungen, um seine Ansichten über die Bedeutung der Vererbung zu stützen (Asperger, 1952b, S. 53f., 140, 144, 207, 274). Aspergers Handbuch zur Heilpädagogik enthält auch den folgenden Abschnitt über die angeblichen eugenischen Gefahren des »Schwachsinns«:

> »Vielfache Untersuchungen, vor allem in Deutschland, haben ergeben, daß diese Familien sich, in den Städten zumal, in deutlich überdurchschnittlicher Zahl fortpflanzen. Sie haben die aus wirtschaftlichen Bedenken, jedenfalls aus intellektuellen Erwägungen kommenden Hemmungen des ›normalen‹ Großstädters nicht, der eine große Nachkommenschaft ablehnt, leben sich daher ungehemmt aus, verlassen sich bedenkenlos auf die öffentliche Fürsorge, welche für die Aufzucht ihrer Kinder sorgen oder doch mitsorgen soll. Es ist klar, daß diese Tatsache ein sehr ernstes eugenisches Problem

> darstellt, von dessen Lösung wir weit entfernt sind, um so mehr, als sich die eugenische Politik der jüngstvergangenen Zeit als menschlich untragbar erwiesen hat« (ebd., S. 88).[166]

Während die Eugenik für Asperger von eher marginaler Bedeutung gewesen zu sein scheint, war für ihn die Idee von »konstitutionell« bedingten »Abnormitäten« des Nervensystems als ätiologische Grundlage für die meisten Störungen im Kindesalter von zentraler Bedeutung (ebd., S. III, 1ff., 53–61, 272). In einer Reihe von Passagen bringt Asperger dies mit dem Konzept der »degenerativen Stigmen« in Verbindung – kleine körperliche Anomalien, die angeblich die »degenerative Konstitution« mancher seiner Patient:innen anzeigten (ebd., S. 84f. mit einem Verweis auf Lombroso, S. 86f., 125, 142, 194).

Eine problematische Konsequenz aus diesem Ansatz sind Aspergers Auffassungen über den sexuellen Missbrauch von Kindern. Er war davon überzeugt, dass Opfer sexuellen Missbrauchs eine gemeinsame konstitutionelle Disposition und bestimmte Charakterzüge wie »Schamlosigkeit« aufwiesen, die dazu führten, dass diese Kinder solche Erfahrungen »anziehen« würden – während er von Kindern mit »natürlichen Abwehrkräften« erwartete, solche Erlebnisse »abzustoßen« (Asperger, 1950, S. 27).[167] Wenn ein Kind infolge von Missbrauch oder Vergewaltigung an einem Trauma litt, wertete Asperger dies als Zeichen einer inhärenten konstitutionellen Schwäche, da eine »gesunde Persönlichkeit« in der Lage sein sollte, selbst »brutale Schändungsakte« »überwachsen« zu können, ohne Schaden an der psychischen Entwicklung zu nehmen (Asperger, 1950, S. 24; Asperger, 1952b, S. 58ff., 197, 262f.). In den in seinem Lehrbuch zu diesem Thema enthaltenen Fällen stellte Asperger zudem den Missbrauch jeweils als eine Erfindung des Kindes dar und verstärkte damit den Eindruck, dass die Schuld immer aufseiten der Opfer zu suchen wäre – weil diese angeblich

166 Diese Passage verblieb zumindest bis zur vierten Auflage von 1965 in dem Buch. Ich danke Thomas Mayer für den Hinweis darauf. Bezüglich der »Kindereuthanasia« erklärte Asperger 1961 in einem Brief an Philipp Bamberger (1898–1983), Vorstandsmitglied der Deutschen Gesellschaft für Kinderheilkunde, seine strikte Ablehnung der Idee von »lebensunwertem Leben«. Hintergrund war eine Kontroverse um die Mitgliedschaft von Werner Catel (1894–1981), einem der drei Gutachter der »Kindereuthanasie« (Topp, 2013, S. 115).

167 Asperger verwendete diese Argumentation noch in der vierten Auflage seines Lehrbuches der Heilpädagogik (Asperger, 1965, S. 284ff.).

fantasierten, bewusst logen oder die Taten aufgrund ihrer konstitutionellen Disposition provoziert hatten (Asperger, 1952b, S. 233, 250–256).[168]

Der Fall der 15-jährigen Edith H. zeigt, dass es in Aspergers Denken über sexuellen Missbrauch eine Kontinuität zwischen dem Nationalsozialismus und der Nachkriegszeit gab. Edith wurde im April 1941 an der heilpädagogischen Station aufgenommen, weil sie von einem 40-jährigen Mann sexuell missbraucht worden war. »Es handelt sich um ein Mädchen von deutlicher intellektueller und charakterlicher Unterentwicklung«, schrieb Asperger in seinem Bericht. Er beklagte, »wie wenig das moralische Gefühl bei ihr entwickelt ist«, und dass sie keinerlei Reue über das Geschehene zeige. Er empfahl, sie in ständige Fürsorgeerziehung zu geben, nicht nur wegen ihrer »schweren Sexualdepravation«, sondern auch wegen der moralischen Gefahr, die sie angeblich für ihre Umgebung darstellte. Wenige Monate später ordnete das Gericht im Einklang mit Aspergers Empfehlung ihre Einweisung auf den Spiegelgrund an. Während ihres Aufenthalts, so die Ärztin Helene Jokl und der Direktor Erwin Jekelius, sei Edith freundlich, hilfsbereit und kameradschaftlich, aber auch faul und anfällig für positive und negative Einflüsse gewesen. Im Gegensatz zu Asperger betrachteten sie ihre Intelligenz als durchschnittlich, schlossen sich aber dessen Meinung über Ediths »schwere Sexualdepravation« an. Sie empfahlen, sie nach Theresienfeld zu schicken, einer Erziehungsanstalt für Mädchen.[169]

In ähnlicher Weise bestritt Asperger die Möglichkeit, dass konstitutionell gesunde Kinder an kriegsbedingten Traumata leiden könnten. Beobachtbare Symptome waren entweder auf einen angeborenen konstitutionellen Defekt zurückzuführen oder ergaben sich aus dem Wunsch, materielle Vorteile zu erlangen, wie zum Beispiel Renten (ebd., S. 141, 194).[170] Der Fall von Max G.

168 Eine ehemalige Mitarbeiterin Aspergers berichtete, er habe ein sechsjähriges Mädchen bei einer Fallbesprechung als »Hure« bezeichnet (Czipke, 2013, S. 141). Dies passt auch zu dem Umstand, dass Asperger in seinem Lehrbuch auf Cesare Lombroso und dessen Konzept des »geborenen Verbrechers« beziehungsweise der »geborenen Prostituierten« verweist (Asperger, 1952b, S. 85). Zum Umgang mit Opfern von sexuellem Missbrauch an der Wiener heilpädagogischen Station siehe auch Friedmann (2017a), Elezovic et al. (2017) und zuletzt Friedmann (2022).

169 WStLA, 1.3.2.209.10.A1 (Spiegelgrund), Krankengeschichten: überlebende Knaben und Mädchen 1941–1945, Edith H.

170 Das Konzept der »Rentenneurose« war eine Kreation deutscher Psychiater nach dem Ersten Weltkrieg. Es diente dazu, Ansprüche von Veteranen abzuwehren, deren Leiden heute als posttraumatische Belastungsstörung bezeichnet würde. Nach dem Zweiten

zeigt, wie sich dieser enge Fokus auf die angebliche »Konstitution« eines Kindes auf dessen Leben auswirken konnte. 1938, als Max sechs Jahre alt war, wurde seine Familie durch die antijüdischen Maßnahmen des NS-Regimes zerrissen. Sein jüdischer Vater wurde zur Scheidung gezwungen und verbrachte fünf Jahre in einem Konzentrationslager. Max zog mit seiner Mutter nach Znojmo (Znaim) – einer nach dem Münchener Abkommen durch das Deutsche Reich annektierten Stadt, aus der er 1945 mit der deutschsprachigen Bevölkerung vertrieben wurde. Mit 14 Jahren lebte er bei seinem Vater im vom Krieg gezeichneten Wien. Im August 1946 musste sich Max wegen einer Reihe von Diebstählen vor dem Jugendgericht verantworten – Asperger verfasste dazu ein Gutachten. In seiner Beurteilung verlor er nicht ein einziges Wort über das Schicksal von Max' Vater oder die Tatsache, dass er selber als »Halbjude« die Hälfte seines Lebens unter der Drohung von Verfolgung verbracht hatte. Während aus anderen Unterlagen in der Akte hervorgeht, dass der Junge trotz seiner schwierigen Situation die Schule mit guten Noten abgeschlossen hatte, schrieb Asperger: »Intellektuell, sowohl schulmäßig wie in der allgemeinen Kritik, wirkt er deutlich reduziert.« Er charakterisierte das Verhältnis des Jungen zu seiner Umgebung als »allzusehr bekannt, kein Fremdheitsgefühl« und »gelockert und verantwortungslos«. Auf dieser Basis diagnostizierte er ihn als »epileptoiden Psychopathen« (ein Zustand, den Asperger wie erwähnt im Hinblick auf das soziale Verhalten als Gegenbild zur »autistischen Psychopathie« betrachtete). Max wurde im November 1946, nach der Entlassung von einer Lehrstelle, die als seine letzte Chance gegolten hatte, auf Basis der Diagnose und Empfehlung von Asperger in die Erziehungsanstalt Eggenburg eingewiesen.[171]

Weltkrieg wurde das Konzept häufig gegen Überlebende der NS-Menschenversuche, Konzentrationslager und Gettos gewendet, auch hier durch die Ablehnung eines kausalen Zusammenhanges zwischen Verfolgungserfahrungen und langfristigen Folgen für die psychische Gesundheit (Baumann, 2006, S. 166; Czech, 2020a). Ein 1939 mit seinem Kollegen Heribert Goll veröffentlichter Beitrag Aspergers zeigt, in welchem Ausmaß dieser angeborene (wenn auch nicht notwendigerweise erbliche) Eigenschaften als für die spätere Persönlichkeit ausschlaggebend hielt. Der Artikel erschien in der Zeitschrift *Der Erbarzt*, herausgegeben von dem führenden »Rassenhygieniker« Otmar von Verschuer (1896–1969) (Asperger & Goll, 1939).

171 WStLA, 1.3.2.207.A1-Zöglingsakten, F–H, 1946. Ich danke Gertrude Czipke für diese Unterlagen. Zum Konzept des »epileptischen Charakters« siehe Asperger (1952b, S. 132ff.). Es gibt keinen Beleg, dass Max tatsächlich an Epilepsie litt. Aspergers Diagnose basierte ausschließlich auf seiner Beobachtung bestimmter Charakterzüge, die er für von Epilepsie Betroffene als typisch ansah.

Wie auch in anderen Ländern ist die österreichische Öffentlichkeit in den letzten Jahren mit einer Welle von Enthüllungen über Gewalt, Missbrauch und Vernachlässigung in Einrichtungen konfrontiert worden, die Kinder eigentlich vor genau solchen Zuständen schützen sollten (Berger, 2009; Sieder & Smioski, 2012; Berger & Katschnig, 2013; Medizin-Historische ExpertInnenkommission, 2013; Ralser & Sieder, 2014; Berger, 2015, 2016, 2017; Friedmann, 2017b; Dietrich-Daum et al., 2020; Loch et al., 2021). Das gilt auch für Kinder mit Behinderungen. Diese waren oft in asylähnlichen Einrichtungen untergebracht, ohne Zugang zu Therapie oder Rehabilitation, und den schwerwiegenden Folgen von Hospitalismus ausgesetzt (Mayrhofer et al., 2017). In diesem Zusammenhang ist eine kritische Untersuchung von Aspergers Schule der Heilpädagogik, charakterisiert von »ausgeprägter Dominanz restriktiv-pädagogischer Konzepte« (Berger, 2017, S. 613) überfällig.[172] Insbesondere muss untersucht werden, wie die von Asperger propagierten Ideen rund um eine vorwiegend erblich bedingte »Konstitution« als die Wurzel der meisten psychischen Probleme, seine Voreingenommenheit gegenüber Opfern sexuellen und anderen Missbrauchs, sein unerschütterlicher Glaube an den Nutzen geschlossener Erziehungseinrichtungen und seine Betonung der Autorität des »genialen Erziehers« – das Ideal einer überragenden Vaterfigur, das er für sich selbst geschaffen hatte – sich auf das Leben Tausender Kinder auswirkten, die oft auf wissenschaftlich zweifelhafter Basis mit dem Etikett von »anlagebedingten Defekten« stigmatisiert und in Institutionen eingewiesen wurden.

172 Mit Friedmanns (2020b, 2022) Studie über die Wiener heilpädagogische Station in der ersten Häfte des 20. Jahrhunderts, der Untersuchung der kinderpsychiatrischen Beobachtungsstation in Tirol (Dietrich-Daum et al., 2020), der Aufarbeitung der verbrecherischen Aktivitäten des Asperger-Schülers Franz Wurst in Kärnten (Loch et al., 2021) sowie einer Reihe von kleineren Arbeiten sind inzwischen wichtige Schritte in diese Richtung erfolgt.

Schlussfolgerungen

Ziel dieser Arbeit ist es, eine quellenbasierte Grundlage für die Debatte über Hans Aspergers Laufbahn in Wien während der NS-Zeit bereitzustellen. Das wichtigste Ergebnis ist, dass das Narrativ über Asperger als prinzipientreuer Gegner des Nationalsozialismus und mutiger Verteidiger seiner Patient:innen gegen die »Euthanasie« und andere Maßnahmen der NS-»Rassenhygiene« im Licht der untersuchten Belege revidiert werden muss. Dabei kommt eine deutlich ambivalentere Rolle dieses Pioniers der Autismusforschung und Namensgebers des Asperger-Syndroms zum Vorschein. In seiner Arbeit über neurologische Namensgeber aus der NS-Zeit schrieb Kondziella (2009, S. 59) Asperger eine »ambivalente Rolle« zu und klassifizierte ihn weder als »Täter« noch als »Protestierenden« *(protestor)*.[173] Diese grobe Zuordnung gilt es neu zu diskutieren, nachdem nun die Grundlage für eine viel detailliertere und evidenzbasierte Beurteilung von Aspergers Rolle in dieser dunklen Zeit vorliegt.

Aspergers Entscheidungen nach dem Anschluss Österreichs an NS-Deutschland lassen sich am besten vor dem Hintergrund seiner politischen Sozialisierung während seiner frühen Jahre im Bund Neuland verstehen – einer Organisation, die in ideologischer Hinsicht katholische mit völkisch-

173 Der zweite österreichische Arzt, den Kondziella in diese Kategorie einreiht, ist Andreas Rett (1924–1997), Erstbeschreiber des Rett-Syndroms. Ein ehemaliges Mitglied der NSDAP, spielte Rett nach 1945 eine führende Rolle in der österreichischen Neuropädiatrie. Sein Schwerpunkt lag auf der Behandlung von Kindern mit Behinderungen, für die er ein effektiver und unermüdlicher Fürsprecher war. Sein paternalistischer Zugang, seine Reserviertheit gegenüber der Integration von Menschen mit Behinderungen, die Verabreichung von nicht zugelassenen Medikamenten sowie seine Befürwortung der Sterilisation von Mädchen und Frauen machen ihn bis heute zu einer kontroversiellen Figur (Ronen et al., 2009; Mayrhofer et al., 2017). Rett war 18 Jahre jünger als Asperger, die beiden Fälle sind daher nicht direkt vergleichbar.

deutschnationalen Elementen verband. In den Jahren vor dem März 1938 wurde der Bund zu einem Trojanischen Pferd für illegale NS-Aktivisten. Auch wenn nichts dafür spricht, dass Asperger den Nationalsozialismus vor 1938 aktiv unterstützte, so gab es doch ideologische Gemeinsamkeiten, wie er selbst nach dem Krieg anerkannte. Asperger verbrachte seine prägenden Jahre in einer Organisation, die oft als Brücke zwischen katholischen und nationalsozialistischen Kreisen fungierte. Dies hilft zu erklären, wie Asperger 1931 seine Karriere an der Universitäts-Kinderklinik in Wien beginnen konnte – zu einer Zeit, als ihr neu ernannter Direktor Franz Hamburger, ein überzeugter NS-Anhänger, damit begann, die jüdischen Mitarbeiter:innen der Klinik hinauszudrängen und die Institution gemäß seinen ideologischen Überzeugungen neu auszurichten.

Nach dem Anschluss versuchte Asperger, durch den Beitritt zu mehreren mit der NSDAP verbundenen Organisationen politische Punkte zu sammeln – so wie viele andere in Österreich, die sich während der Zeit des Verbots der NS-Bewegung (1933–1938) nicht aktiv daran beteiligt hatten. Im Unterschied zu seinen Kollegen an der Kinderklinik trat er jedoch nicht der NSDAP oder einer ihrer paramilitärischen Formationen (wie SA oder SS) bei. Diese Entscheidung schadete seiner Karriere nicht; dank der Protektion durch seinen Mentor Hamburger, eine der Galionsfiguren der NSDAP an der Wiener medizinischen Fakultät, konnte er es sich erlauben, das ideologische Bekenntnis einer Parteimitgliedschaft zu vermeiden.

Wiederholte Beurteilungen von Aspergers politischer Zuverlässigkeit während der folgenden Jahre zeigen, dass die NS-Behörden ihn in einem zunehmend positiven Licht sahen – und auch als jemanden, der ihre Vorstellungen von »Rassenhygiene« bereit war mitzutragen. Noch 1943/44, als er die Genehmigung seiner Habilitation anstrebte (auf Basis der Schrift über »autistische Psychopathen«, die ihn später berühmt machte), erhielt er die dafür nötigen positiven politischen Beurteilungen durch die zuständigen Stellen. Insgesamt gelang es Asperger in den Jahren des NS-Regimes, seine beruflichen Aktivitäten über seine Universitätsstelle hinaus auszuweiten, vor allem im Bereich der Wiener Stadtverwaltung und der Jugendgerichtsbarkeit. Der Ausschluss jüdischer Ärzt:innen, Psycholog:innen und Pädagog:innen von ihren Berufen öffnete neue Möglichkeiten für diejenigen, die nicht von der antijüdischen Gesetzgebung und der politischen Verfolgung betroffen waren. Abgesehen von einigen anfänglichen Vorbehalten aufgrund seiner katholischen Orientierung gibt es keine Hinweise darauf, dass die NS-Stellen Asperger als Gegner ihrer »rassenhygienischen« Agenda (oder ihrer Politik im Allgemeinen) betrachteten oder dass er Repressalien wie den angeblichen Versuchen der Gestapo, ihn zu verhaften, ausgesetzt war. Eine plausible Erklärung für diese Geschichte ist die Tatsache, dass ein langjähriger Mitarbeiter von Asperger, Josef Feldner, einen jüdischen Jungen rettete, indem er ihn bei sich versteckte. Die Art und Weise, wie Asperger sich lange nach dem Krieg auf diese Episode bezog, lässt vermuten, dass Feldners mutige Tat und die Gefahr einer Entdeckung durch die Behörden Asperger um seine eigene Sicherheit fürchten ließen, was seinen nach eigener Angabe nicht unfreiwilligen Wehrdienst erklären könnte.[174]

Aspergers eigene Haltung gegenüber Jüdinnen und Juden erscheint unklar. Als Mitglied von Neuland akzeptierte er zumindest stillschweigend die antisemitischen Tendenzen der Organisation, die sich sowohl in religiösen als auch in völkisch-rassistischen Motiven äußerten. Krankengeschichten seiner jüdischen Patient:innen zeigen, dass Asperger scharf auf deren religiöse und »rassische« Andersheit fokussiert war und dass antisemitische Stereotypen manchmal Eingang in seine diagnostischen Feststellungen fanden. Die Art und Weise, wie er nach der nationalsozialistischen Machtübernahme in Österreich die psychischen Probleme einiger Kinder pathologisierte, anstatt die Realität der Verfolgung, der sie ausgesetzt waren, anzuerkennen, deutet auf eine gewisse Gleichgültigkeit gegenüber ihrem Schicksal unter der antijüdischen Politik des Regimes hin. Gleichzeitig zeigen seine Beziehungen zu jüdischen Kolleg:innen, dass er die antisemitischen Vorurteile, von denen die sozialen und politischen Milieus, in denen er sich bewegte, durchdrungen waren, offenbar von seinen persönlichen Beziehungen trennte – kein ungewöhnliches Phänomen in der Geschichte des Antisemitismus.

Nach dem März 1938 nutzte er – übereinstimmend mit seiner Strategie, durch den Beitritt zu diversen NS-Organisationen seine politische Konformität zu beweisen – Vorlesungen und Publikationen, um seine grundsätz-

174 Wörtlich sagte Asperger dazu: »Schließlich war es aber für beide Teile das beste, wenn Dr. Asperger, schließlich dann schon Dozent für Kinderheilkunde, einrückte [...]« (Österreichischer Rundfunk, Geschichten und Geschichte. Autobiographische Aussagen von Hans Asperger. Zuerst gesendet am 24. Dezember 1974). Die Formulierung legt nahe, dass die Einberufung zumindest nicht gegen seinen Willen erfolgte. Ein 1938/1939 geführtes Verfahren zur Feststellung seiner politischen Zuverlässigkeit ist vermutlich ebenfalls in die Erzählung von der angeblichen Verfolgung durch die Gestapo eingeflossen.

liche Übereinstimmung mit den Plänen des NS-Staates bezüglich »Rassenhygiene« und öffentlicher Gesundheit zu signalisieren. Gleichzeitig forderte er die notwendigen Mittel für die Betreuung der schwierigen oder »gefährdeten« Kinder, die heilpädagogischer Unterstützung bedurften. Obwohl diese Aussagen vom harten Kern der »Rassenhygiene«-Ideologie mit ihrer menschenverachtenden Abwertung der angeblich »erblich Minderwertigen« abwichen, gibt es keinen Hinweis darauf, dass sie als Kritik an der NS-Politik wahrgenommen wurden, wie von einigen Autor:innen behauptet. Vielmehr wurden Aspergers Ideen von der Mission der Heilpädagogik im NS-Staat, »abnorme« Kinder in nützliche Mitglieder der deutschen »Volksgemeinschaft« zu verwandeln, damals in vielen Kreisen geteilt. Auch nach dem Krieg argumentierte Asperger ganz ähnlich im Sinne einer utilitaristischen Logik der sozialen »Brauchbarkeit«, um für seine Patient:innen einzutreten – Kinder, die als schwierig galten, die aber manchmal normale oder sogar überdurchschnittliche intellektuelle Fähigkeiten besaßen. Es spricht also nichts dafür, dass es sich dabei lediglich um eine rhetorische Strategie gegenüber den NS-Machthabern handelte. Auch wäre die Annahme ein Missverständnis, dass jener kleine Anteil seiner Patient:innen, die er als »autistische Psychopathen« diagnostizierte, als Gruppe insgesamt davon profitiert hätte, dass er einige von ihnen für überdurchschnittlich intelligent hielt. Genau wie bei anderen Diagnosen hing alles davon ab, an welcher Stelle auf dem Spektrum der intellektuellen und anderen Fähigkeiten die Kinder jeweils individuell eingeordnet wurden.

Die wirkliche Nagelprobe für die Heilpädagogik im Nationalsozialismus war nicht der Umgang mit Kindern mit Potenzial – in einer Zeit des zunehmenden Arbeitskräftemangels war es kaum umstritten, dass diese in die »Volksgemeinschaft« integriert werden sollten, um einen Beitrag zu den Kriegsanstrengungen zu leisten. Was aber sollte mit jenen geschehen, deren Behinderungen aus utilitaristischer Sicht alle Bemühungen vergeblich erscheinen ließen? Schon lange vor der NS-Zeit hatte die Heilpädagogik Kinder mit schweren Behinderungen aus ihrem Aufgabengebiet ausgeschlossen und sie Pflegeanstalten oder ähnlichen Einrichtungen überlassen. Allgemein nahm die Heilpädagogik für sich in Anspruch, diejenigen retten zu können, die rettbar waren – und zu wissen, wo die Grenze zu ziehen war.

Trotz seines Eintretens für »abnorme« Kinder ließ Asperger die entscheidende Frage unbeantwortet: Was sollte mit Kindern geschehen, denen mit pädagogischen, therapeutischen oder medizinischen Mitteln nicht geholfen werden konnte? In Bezug auf diese sogenannten »Bildungsunfähigen« – die von der NS-»Rassenhygiene«-Politik am stärksten bedroht waren – ging Aspergers Versprechen, seine Patient:innen zu wertvollen Mitgliedern der »Volksgemeinschaft« zu machen, ins Leere.

Bezüglich solcher scheinbar »hoffnungslosen Fälle« von geistiger Behinderung legen die Gutachten über Herta Schreiber und Elisabeth Schreiber nahe, dass Asperger zumindest unter den gegebenen Umständen bereit war, die Tötung von Kindern als letztes Mittel zu akzeptieren. Im Fall von Herta scheint es, dass die Mutter mit Aspergers Entscheidung übereinstimmte, sie direkt auf den Spiegelgrund zu überweisen. Laut Elisabeths Krankenakte drängte ihre Mutter ebenfalls auf eine Unterbringung – auch wenn es keinen Beleg dafür gibt, dass sie wusste, welches Schicksal ihr Kind erwartete.

Zu Aspergers Beteiligung an der Selektion von Opfern für die »Kindereuthanasie« gehört auch seine Tätigkeit als Mitglied einer Kommission, die 1942 über 200 Bewohner:innen einer Anstalt für Kinder mit geistigen Behinderungen in Gugging bei Wien zu untersuchen hatte. Der Auftrag der Kommission bestand darin, die Kinder nach ihren intellektuellen Fähigkeiten und Prognosen in Kategorien einzuteilen und eine Restgruppe von »bildungsunfähigen« Kindern zu definieren, die am Spiegelgrund getötet werden sollten. In diese Gruppe wurden 35 Kinder eingeordnet, die später in der »Euthanasie«-Anstalt starben. Obwohl Asperger nicht direkt für ihren Tod verantwortlich war, zeigt diese Episode dennoch, in welchem Ausmaß er mit der mörderischen Politik des Regimes zusammenarbeitete. Seine Rolle in der Kommission war Teil einer Nebentätigkeit am Hauptgesundheitsamt der Stadt Wien, die er 1940 freiwillig übernommen hatte. Die Zusammenarbeit mit dem »Euthanasie«-Programm war insgesamt keineswegs verpflichtend, da die Aktion selbst nach den im nationalsozialistischen Deutschland gültigen Maßstäben illegal war.

Die große Mehrheit von Aspergers Patient:innen war jedoch nicht durch die »Kindereuthanasie« bedroht – diese Kinder hatten keine geistige Behinderung, sondern galten lediglich als »anormal« oder in irgendeiner Weise als »schwierig«. Die diagnostischen Zuschreibungen, die sie an Aspergers Klinik erhielten, waren zwar nicht lebensbedrohlich, hatten aber dennoch schwerwiegende Konsequenzen. Die Einschätzungen von Asperger und seinen Kollegen bestimmten in großem Ausmaß, ob ein Kind aus der Familie genommen und in einer Pflegefamilie oder sogar in einer Erziehungsanstalt untergebracht wurde – Einrichtungen, in denen Gewalt und Missbrauch verbreitet waren. Ein Vergleich zwischen Aspergers diagnostischen Praktiken und denen seiner Kolleg:innen vom Spiegelgrund zeigt, dass Aspergers Gutachten über diese Kinder in vielen Fällen härter ausfielen als die Einschätzungen vom Spiegelgrund, was die Beschreibung ihrer intellektuellen Fähigkeiten, ihres Charakters und ihrer Entwicklungspotenziale betraf.[175] Diese Dokumente stützen weder Aspergers selbsterklärten »pädagogischen Optimismus« noch sein angebliches Wohlwollen gegenüber seinen Patient:innen – eher im Gegenteil.

Auf der anderen Seite scheint er weniger geneigt gewesen zu sein, explizit auf mögliche Erbdefekte einzugehen, die Interventionen wie Zwangssterilisationen hätten rechtfertigen können. Die Krankengeschichten von seiner Station enthalten nur sehr wenige Bezüge auf das Sterilisationsprogramm und andere »rassenhygienische« Maßnahmen. Dies deutet darauf hin, dass es ihm widerstrebte, seine Patient:innen für diese spezifischen Zwecke an die Behörden zu melden. Die Tatsache, dass er in einigen Fällen sehr wohl den mit der Implementierung der »Rassenhygiene« befassten Behörden Informationen zur Verfügung stellte, legt jedoch den Schluss nahe, dass er diese Maßnahmen nicht grundsätzlich ablehnte. Dies steht auch im Einklang mit seinen öffentlichen Äußerungen zum Sterilisationsgesetz. Darin anerkannte er dessen Notwendigkeit, forderte aber dessen »verantwortungsvolle« Umsetzung. Insgesamt sollte die Bedeutung dieses Punktes nicht überbewertet werden, denn das Sterilisationsgesetz wurde in Österreich erst viel später und in geringerem Umfang umgesetzt als in Deutschland; viele Ärzt:innen und Krankenhäuser unterließen es ohne irgendwelche Konsequenzen, ihre Patient:innen zu melden; und Kinder standen ohnehin nicht im Mittelpunkt des Programms. Es gibt keine Anhaltspunkte dafür, dass Asperger von der offiziellen Position des NS-Staates zur Sterilisation abgewichen wäre, der bei der Durchführung (anders als bei den »Euthanasie«-Morden) – zumindest im Prinzip, und zwar in Österreich mehr als in Deutschland – auf ein regelhaftes Verfahren gesetzt hatte.

In Aspergers wenigen öffentlichen Äußerungen zum Nationalsozialismus nach dem Krieg übte er vage Kritik an »Auswüchsen« oder moralischem Versagen, ging aber nicht auf die Realität von Verfolgung, Gewalt und Vernichtung ein, die das NS-Regime vor allem über die jüdische Bevölkerung gebracht hatte. In diesem Widerwillen, sich mit der Vergangenheit

175 Wobei zu beachten ist, dass es sich hier um eine Gruppe mit gravierenderen Schwierigkeiten handelte, als dies bei der Mehrheit von Aspergers Patient:innen der Fall war.

auseinanderzusetzen, war er typisch für weite Teile der österreichischen Nachkriegsgesellschaft. In seinem beruflichen Feld der Heilpädagogik, das er während der drei Jahrzehnte nach dem Zweiten Weltkrieg dominierte, hatte die Kontinuität schädliche Folgen – wurden doch Kinder aus schwierigen Verhältnissen weiterhin als »konstitutionell minderwertig« abgestempelt und in geschlossene Erziehungseinrichtungen geschickt, in denen Missbrauch weit verbreitet war.

Eine Gesamteinschätzung von Aspergers Platz in der Geschichte der Jugendpsychiatrie und Heilpädagogik und als Wegbereiter der Autismusforschung wird über den Fokus dieser Arbeit hinausgehen müssen, die trotz der Bedeutung der NS-Zeit für das Verständnis von Aspergers Leben und Werk eine seit Langem fällige Biografie nicht ersetzen kann. Was Aspergers Beiträge zur Autismusforschung betrifft, so gibt es keine Grundlage, diese aufgrund seiner problematischen Rolle im Nationalsozialismus als wissenschaftlich grundsätzlich kompromittiert zu betrachten.[176] Dennoch sind sie untrennbar mit dem historischen Kontext verbunden, in dem sie erstmals formuliert wurden, und auf den ich ein neues Licht geworfen zu haben hoffe. Die Zukunft der Bezeichnung »Asperger-Syndrom« wird wahrscheinlich von anderen Faktoren bestimmt werden als den ambivalenten historischen Umständen von dessen Erstbeschreibung. Diese sollten jedenfalls nicht dazu führen, es aus dem medizinischen Wortschatz zu verbannen; vielmehr sollte der Begriff als Möglichkeit genutzt werden, ein Bewusstsein über die problematischen Ursprünge des Konzepts zu befördern.

176 Zu einer gegensätzlichen Einschätzung kommt Sheffer (2018a, b), siehe dazu das Nachwort.

Nachwort: Facetten einer Kontroverse

Der diesem Buch zugrundeliegende Beitrag erschien am 19. April 2018 auf Englisch in der Fachzeitschrift *Molecular Autism*. Begleitet war die Publikation von einem Editorial, in dem die beiden Herausgeber der Zeitschrift, Simon Baron-Cohen und Joseph Buxbaum, sowie zwei der Gutachter (Ami Klin und Steve Silberman) sich hinter die Ergebnisse stellten. Die Veröffentlichung und die damit verbundene Presseaussendung führten zu einem weltweiten Medienecho – alleine in den ersten neun Tagen nach Erscheinen registrierte der Verlag über 1.000 Medienberichte und knapp 30.000 Downloads.[177] Eine 2019 in Barcelona erschienene spanischsprachige Ausgabe wurde nicht nur in Spanien, sondern auch in Lateinamerika breit rezipiert (Czech, 2019a). Dieses Interesse ist bis heute ungebrochen, inzwischen (Juli 2024) wurde der Beitrag über 325.000 Mal heruntergeladen.

Dieses lebhafte Interesse ist vor allem darauf zurückzuführen, dass die Themen Autismus und Asperger-Syndrom zunächst vor allem in den USA, mit etwas Verzögerung auch in Europa und anderswo immer stärker an Bedeutung gewannen – einerseits aufgrund steigender Zahlen an einschlägigen Diagnosen (sodass bereits von einer »Autismus-Epidemie« die Rede war), andererseits als populärkulturelles Phänomen (siehe z. B. Graf, 2020, S. 280). Auf Originalquellen basierende historische Informationen waren allerdings (wie bereits im Haupttext ausgeführt) rar, sodass sich eine legendenhafte Erzählung von Asperger als »Retter der Kinder« vor den Nationalsozialisten etablieren konnte. Dieses überhöhte Bild von Asperger war

177 BMC – Media Coverage Report (Herwig Czech. Hans Asperger, National Socialism, and »race hygiene« in Nazi-era Vienna. *Molecular Autism* 2018), 27.04.2018. Die Presseaussendung ist abrufbar unter https://www.biomedcentral.com/about/press-centre/science-press-releases/19-04-18 (05.06.2024).

im Licht der vorgelegten Belege nun nicht mehr aufrechtzuerhalten. Uta Frith, die mit ihrer 1991 publizierten Übersetzung von Aspergers Habilitationsschrift einen wesentlichen Anteil an dessen internationaler Anerkennung gehabt hatte, zeigte sich in der britischen Zeitung *The Guardian* betroffen über Aspergers Verwicklung in das NS-Kindermordprogramm – um nur ein Beispiel zu nennen.[178] Internationale Reaktionen erfolgten praktisch ausschließlich unter dem Gesichtspunkt von Aspergers Bedeutung für die Geschichte der Autismusforschung und der ihm zu Ehren eingeführten Bezeichnung »Asperger-Syndrom« (auch wenn dieses als offizielle Diagnose bereits ausgedient zu haben schien). Damit verbunden war eine gewisse Engführung der Diskussion. Obwohl eine große Mehrzahl von Aspergers Patient:innen unter ganz anderen Diagnosen aufgenommen worden war, gab es eine deutliche Tendenz, seine Äußerungen zu den »autistischen Psychopathen« (beispielsweise in der Habilitationsschrift) zu verallgemeinern und daraus Schlüsse auf seine Haltung gegenüber allen seinen Patient:innen abzuleiten (z. B. Botha, 2021). Die Rezeption in Österreich (und in geringerem Maße in Deutschland) war neben dem Autismus-Aspekt stärker auf Aspergers Rolle als bestimmende Figur der österreichischen Heilpädagogik fokussiert (siehe zum Beispiel die weiter unten zitierten Beiträge im Sonderheft der *Monatsschrift Kinderheilkunde*). Eine Form der Rezeption waren Umbenennungen. In den USA änderte die *National Autistic Society* den Namen ihrer Zeitschrift *Asperger United* in *The Spectrum*. Die Gesellschaft veranstaltete auch eine Umfrage zum weiteren Gebrauch der Bezeichnung Asperger-Syndrom – 53 Prozent der Befragten befürworteten, das Eponym nur mehr ausdrücklich zur Bezeichnung einer historischen Diagnose zu verwenden. 31 Prozent waren gegenteiliger Ansicht, 16 Prozent unentschlossen. Simon Baron-Cohen, weltweit einer der wichtigsten Forscher auf dem Gebiet des Autismus, änderte die Bezeichnung der 1997 von ihm gegründeten Klinik *Cambridge Lifespan Asperger Syndrome Service* in *Cambridge Lifespan Autistic Spectrum Service* (Sher, 2020).

Ein wichtiger Faktor in der Rezeption war, dass wenige Wochen nach dem Beitrag in *Molecular Autism* ein Buch der US-amerikanischen Historikerin Edith Sheffer erschien, das ebenfalls Aspergers Rolle im Nationalsozialismus zum Thema hatte (Sheffer, 2018a; deutsch: Sheffer, 2018b).

178 https://www.theguardian.com/society/2018/apr/22/what-we-must-learn-from-asperger-expose (05.06.2024).

Dieses beruhte in wesentlichen Punkten auf früheren Arbeiten des Autors,[179] ging aber in wichtigen Aspekten über dessen Schlussfolgerungen hinaus. Sheffers zentrales Argument lautete, das von Asperger entwickelte Konzept der »autistischen Psychopathen« sei ein direktes Produkt der NS-Ideologie (Sheffer, 2018a). Dieser Versuch, die Entwicklung der Diagnose Autismus inhaltlich in die Nähe der NS-Psychiatrie zu rücken, verdient eine nähere Betrachtung. Sie bezeichnet Aspergers Konzept der ›autistischen Psychopathen‹ als »nicht nur eine Ausgeburt der Theorien, sondern auch der klinischen Praktiken der NS-Psychiatrie«. Die Diagnose »betraf den Kern dessen, was für die NS-Ideologen die Menschlichkeit ausmachte« (Sheffer, 2018b, S. 170, 199f.). Ins Zentrum ihrer Analyse stellt Sheffer dabei das Konzept des »Gemüts«, das eben jenen »Kern« des NS-Menschenbildes ausgemacht haben soll. Wolfgang Neugebauer, einer der profiliertesten Historiker zur NS-Zeit in Österreich, wies bereits auf die Probleme dieser Deutung hin (Neugebauer, 2018). Tatsächlich war die Kategorie »Gemüt« (und die damit verbundene negative Zuschreibung der »Gemütsarmut«) eine von mehreren Achsen eines von Paul Schröder in Leipzig entwickelten Persönlichkeitsmodells (weitere Kategorien waren unter anderem Verstand, Halt, Antrieb, Geltungsstreben und Fantasie, siehe Schröder, 1931). Asperger war damit im Zuge seines im Hauptteil bereits erwähnten Aufenthalts bei Schröder 1934 in Berührung gekommen und hatte auch in seinem Reisetagebuch den Begriff des »Gemüts« als charakteristisch für den diagnostischen Zugang an dessen Klinik positiv hervorgehoben (Asperger Felder, 2008, S. 102). Asperger blieb aber skeptisch gegenüber schematischen Beurteilungssystemen kindlicher Persönlichkeiten; aus der Habilitationsschrift geht seine ambivalente Haltung auch gegenüber dem Gemütsbegriff deutlich hervor. In seiner Einleitung *(Problemstellung)* referierte er Schröders Typologie und bezeichnete in diesem Zusammenhang das Gemüt als die »wohl […] wichtigste aller dieser Seiten« (Asperger, 1944a, S. 78). Trotz aller Anerkennung für Schröder hatte Asperger jedoch »vom Grundsätzlichen wie vom Praktischen her« auch Einwendungen gegen dessen

179 Sheffers Literaturverzeichnis enthält elf Arbeiten des Autors (Sheffer, 2018b, S. 341f.). Interessanterweise fehlt aber unter anderem ausgerechnet die gedruckte Fassung des Vortrags von 2010, in der Aspergers Rolle im Nationalsozialismus dokumentiert ist (Czech, 2015) – und dies, obwohl sie andere Beiträge aus dem betreffenden Sammelband sehr wohl anführt.

Konzepte. Vor allem lehnte Asperger die Auffassung vom Gemüt als einer stabilen charakterlichen Eigenschaft explizit ab und betonte die Widersprüchlichkeit der »autistischen Psychopathen« gerade auch im Hinblick auf diese Dimension, womit sich jede einfache Zuschreibung von »Gemütsarmut« oder »Gemütsreichtum« oder gar deren Quantifizierung verbiete (ebd., S. 78–81). Nach diesen einleitenden Erläuterungen, die in der von Uta Frith besorgten englischen Übersetzung fehlen (Frith, 1991b), taucht die Idee einer Gemütsarmut der »autistischen Psychopathen« erst weit hinten in der Arbeit auf, ist also keineswegs zentral für die Darstellung (ebd., S. 125, 127f.). Die zusammenfassende Einschätzung Aspergers lautete:

> »Angesichts dieser Tatsachen ist uns das Problem der Gefühlsseite dieser Kinder sehr kompliziert geworden. Es ist jedenfalls nicht einfach nach dem Begriff ›Gefühlsarmut‹ zu verstehen, also nach quantitativen Gesichtspunkten, es ist vielmehr ein qualitatives Anderssein, eine Disharmonie an Gefühl, an Gemüt, oft voll überraschender Widersprüche, wodurch diese Kinder charakterisiert sind, wodurch ihre Anpassungsstörung verursacht wird« (ebd., S. 128).

Sheffers Argument, das von Asperger entwickelte Konzept des Autismus hätte sich wesentlich über den Begriff der »Gemütsarmut« definiert und wäre dadurch untrennbar mit der NS-Ideologie verbunden, lässt sich auf Basis von Aspergers tatsächlichen Aussagen kaum erhärten. Darüber hinaus ist festzuhalten, dass der Begriff des Gemüts auch allgemein in der Psychiatrie (einschließlich Kinder- und Jugendpsychiatrie) im Nationalsozialismus nicht jene zentrale Rolle spielte, die Sheffer ihm zuschreibt. Viel wichtiger – insbesondere im Zusammenhang mit Selektions- und Tötungsentscheidungen im Rahmen der diversen Mordaktionen – waren Kriterien wie »Bildungs-« oder »Arbeitsunfähigkeit«, »Unheilbarkeit« oder der erwartete Pflegeaufwand (als eine von vielen Arbeiten dazu siehe Rauh, 2010).

Gewisse Ungenauigkeiten bezüglich der von Asperger überwiesenen Fälle sind vermutlich der Tatsache geschuldet, dass Sheffer nicht die Original-Krankenakten, sondern die von Waltraud Häupl publizierten Exzerpte verwendete (Häupl, 2006). So schreibt sie Asperger eine Mitverantwortung an der 1943 erfolgten Überweisung von Hildegard Landauf auf den Spiegelgrund zu, obwohl dieser das entsprechende Gutachten bereits im

Jänner 1940 verfasste,[180] also ein halbes Jahr vor der Gründung der Kindertötungsanstalt (Sheffer, 2018b, S. 162f.). Umgekehrt ist (wie auf S. 104 dargestellt) die Zahl der von Asperger (explizit oder implizit) auf den Spiegelgrund überwiesenen Kinder und Jugendlichen, die in der Anstalt überlebten, höher als von Sheffer angegeben.[181]

Trotz der erwähnten Schwächen trug Sheffers Buch dazu bei, die Legende von Asperger als konsequentem Gegner der Nationalsozialisten und Opfer der Verfolgung durch das Regime zu widerlegen. Die meisten Medien bemühten sich um eine differenzierte Rezeption der Forschungsergebnisse (z. B. Baron-Cohen, 2018, Yeginsu, 2018). Es kam aber auch zu überzogenen Darstellungen – so erschien eine Besprechung von Sheffers Buch in der *New York Review of Books* unter dem Titel »Dr. Death« (Appignanesi, 2018). Einen Sonderfall der Rezeption stellt der Roman *Aspergers Schüler* dar, der – unschwer bereits am Titel erkennbar – über weite Strecken auf Edith Sheffers Darstellung beruht, dabei aber historische Fakten und Fiktion untrennbar vermischt (Baldini, 2023).

Die Debatten über Aspergers Rolle im Nationalsozialismus waren begleitet von einer Neubewertung der Prioritätsansprüche bei der »Entdeckung« des Autismus.[182] Eine 1926 von der in Kiew und später Moskau tätigen Kinder- und Jugendpsychiaterin Grunja Jefimowna Sucharewa (1891–1981) publizierte Studie fand zunehmende Anerkennung für die darin enthaltenen Fallbeschreibungen, die in vielen Aspekten die später

180 WStLA, 1.3.2.209.10, Nervenklinik für Kinder, Krankengeschichten: verstorbene Mädchen und Knaben 1940–1945, Krankengeschichte Hilde Landauf, Universitäts-Kinderklinik Wien, Befund Hilde Landauf, 8. Januar 1940, gezeichnet Dr. Asperger.

181 Gesichert ist Aspergers Rolle in den Fällen von Herta Schreiber (direkt auf den Spiegelgrund überwiesen) und Elisabeth Schreiber (Überstellung auf den Spiegelgrund erfolgte erst nach einem Zwischenaufenthalt, basierte aber auf der Empfehlung von Asperger) sowie die 35 von der Kommission in Gugging (unter Mitwirkung von Asperger) als aussichtslose Fälle eingestuften Kinder. Waltraud Häupl erwähnt ohne Namensnennung noch einen weiteren Fall, der allerdings bisher nicht identifiziert werden konnte: »Dr. Asperger überweist ein Kind von der Wr. Univ. Kinderklinik mit der Diagnose: ›Minderwertigkeit fast sämtlicher Organe‹. Und Dr. Illing ergänzt an das Rasse- u. Siedlungshauptamt SS Berlin: ›Über eindeutige Schwachsinnsanfälle ist in der Sippe nichts bekannt, doch soll die Mutter zweimal in der Schule sitzen geblieben sein, sie sei schwerhörig...‹« (Häupl, 2006, S. 18).

182 Eine 2020 erschienene Geschichte der Autismusforschung in Deutschland beharrte allerdings noch auf der etablierten Erzählung von Leo Kanner und Hans Asperger als zufällig fast gleichzeitige Erstbeschreiber (Schwarz, 2020).

anerkannten diagnostischen Kriterien der Autismus-Spektrum-Störung vorwegnahmen. Die von ihr verwendete Bezeichnung war »schizoide Psychopathie«, womit sie sich konzeptionell in einem ähnlichen Feld bewegte wie später Asperger (Ssucharewa, 1926; Manouilenko & Bejerot, 2015; Posar & Visconti, 2017; Sher & Gibson, 2021; New & Kyuchukov, 2022).

Seit Steve Silbermans Buch *Neurotribes* (Silberman, 2015) rückte zunehmend ein Mitarbeiter der Wiener heilpädagogischen Station in den Fokus, Georg (später George) Frankl (1897–1975), der 1937 Österreich verlassen und seine Tätigkeit bei Leo Kanner in Baltimore fortgesetzt hatte. In der Darstellung Silbermans blieb Frankls Rolle noch darauf beschränkt, gewissermaßen als Bote die in Wien entwickelten Ideen über ein bis dahin unbekanntes Krankheitsbild nach Baltimore getragen zu haben – eine Darstellung, die Aspergers Prioritätsanspruch gegenüber Kanner prinzipiell stärkte. Eine Reihe von seither erschienenen Arbeiten jedoch weist Frankl (und teilweise auch seiner Kollegin und späteren Ehefrau Anni Weiss, 1897–1991) eine deutlich eigenständigere Rolle in der Ideengeschichte des Autismus zu.[183]

Doch zurück zu Asperger und dessen NS-Verstrickungen. Neben der im Allgemeinen von Betroffenheit geprägten Rezeption gab es auch Versuche, die erwähnten problematischen Aspekte von Aspergers Wirken während der NS-Zeit in Abrede zu stellen und an dem etablierten heroisierenden Narrativ festzuhalten. Den Auftakt bildete ein 2019 publizierter Beitrag der amerikanischen Neuroanthropologin Dean Falk (2019b), gemeinsam mit ihrer Enkelin (einer sich selbst so bezeichnenden »Aspie«), Autorin eines populärwissenschaftlichen Buches über evolutionäre Aspekte des Asperger-Syndroms (Falk & Schofield, 2018). Die Debatte brachte allerdings wenig Neues, da Falk keine forschungsbasierten Erkenntnisse beibrachte, sondern sich weitgehend darauf beschränkte, alte Argumente – in teilweise irreführender Weise – neu aufzuwärmen (Czech, 2019b; Falk, 2019a).

Weitere Verteidigungsversuche kamen aus den Reihen ehemaliger Kolleg:innen und Weggefährt:innen, unter anderem in Form mehrerer Beiträge in einem 2020 publizierten Sonderheft der *Monatsschrift Kin-*

183 Im selben Jahr wie Silbermans Buch erschien eine einschlägige Dissertation von Stephen D. Haswell Todd (2015), erhielt aber keine vergleichbare Aufmerksamkeit. Weiters zu nennen sind Robison (2017); Muratori & Bizzari (2019a, 2019b, 2020); Fitzgerald (2019); Graf (2020); Vicedo & Ilerbaig (2021); Muratori et al. (2021); Lucchelli (2021); Dluzak (2021), und vor allem zuletzt Boven (2022).

derheilkunde, das auf Veranlassung der Österreichischen Gesellschaft für Kinder- und Jugendheilkunde in Reaktion auf die Diskussion um Aspergers NS-Vergangenheit erschien (Lechner et al., 2020).

Ein Teil des Hefts ist Stellungnahmen von Zeitzeug:innen zur Person Hans Aspergers gewidmet. Auf der einen Seite stehen durchweg positiv gehaltene, im Stil zuweilen an die »Persilscheine« der Entnazifizierung erinnernde Aussagen ehemaliger Kolleg:innen, deren persönliche Erinnerungen allerdings erst lange nach dem Krieg einsetzen und daher keinen echten Beitrag zur historischen Debatte um Aspergers Rolle in der NS-Zeit leisten können (Groh et al., 2020).[184] Ein gänzlich anderes Bild zeichnet der prominente Schauspieler Ulrich Reinthaller, der 1975 als Elfjähriger auf Veranlassung seiner Eltern in der Heilpädagogischen Station an Aspergers Klinik aufgenommen wurde und diese Erfahrung folgendermaßen resümiert: »Ich selbst habe jahrzehntelang meine Erlebnisse unter Verschluss gehalten, habe mit niemandem darüber gesprochen, wie schlimm sie waren, diese fünf Wochen, die für mich den Sturz in einen unbeschreiblichen Abgrund bedeuteten« (Reinthaller, 2020, S. S221). Reinthallers Schilderung eines von rigider Disziplin, menschlicher Kälte und Autoritarismus geprägten Stationsalltags ist umso wichtiger, als die Perspektive der Patient:innen und deren Erfahrungen in der Regel kaum wahrgenommen werden gegenüber den machtvollen, vornehmlich der Selbstvergewisserung und Legitimation dienenden Diskursen der professionellen Vertreter:innen der Disziplin. Neben Ulrich Reinthaller haben sich auch andere Personen mit Schilderungen ihrer – ambivalenten – Erfahrungen mit der Person Hans Asperger an den Autor dieser Zeilen gewandt, allerdings mit der Bitte um Wahrung der Anonymität. Das war ursprünglich auch bei Ulrich Reinthaller der Fall gewesen, bevor er sich dazu entschied, mit seinem prominenten Namen für seine Erfahrungen einzustehen und damit auch jenen eine Stimme zu geben, die bis heute – aus Scham oder anderen Gründen – über ihre Erlebnisse schweigen.

An historischen Beiträgen zu Aspergers Rolle im Nationalsozialismus enthielt das Heft eine Zusammenfassung der eigenen Forschungen des Autors (Czech, 2020b) sowie Beiträge des prominenten österreichischen

184 Ausführlicher und mit durchaus kritischen Untertönen auch Tatzer (2020). Die Spannungen zwischen historischer Aufarbeitung und persönlichen Erinnerungen thematisierte Fangerau (2020). Lechner (2020) widmete sich Aspergers Innsbrucker Zeit zwischen 1957 und 1962.

Kinderpsychiaters Ernst Berger (Berger, 2020)[185] und der Historikerin Ina Friedmann (Friedmann, 2020a). Eine der kritischen Aufarbeitung diametral entgegengesetzte Auffassung vertrat hingegen eine Gruppe um einige ehemalige Schüler und Kollegen Aspergers (Waldhauser et al., 2020; Maleczek et al., 2020). Vor allem der Beitrag von Maleczek und Kollegen stellte den Versuch dar, sämtliche kritischen Elemente in meiner (und Edith Sheffers) Darstellung von Aspergers Rolle während des Nationalsozialismus zu negieren. Die Autoren befleißigen sich dabei einer polemischen, einseitig-selektiven Argumentation und überschreiten in mehreren Aspekten auch die Grenze zur Manipulation. Auf die vorgebrachten Argumente gehe ich weiter unten im jeweiligen inhaltlichen Kontext ein – hier sei nur beispielhaft auf den Versuch verwiesen, die klar dokumentierte Verantwortung Aspergers für die Überweisung Herta Schreibers auf den Spiegelgrund einem praktischen Arzt namens Wilhelm Schmidt zuzuschieben (Czech, 2021).[186] Eine weitere Runde der Debatte fand später in der Zeitschrift *Acta Paediatrica* statt – ausgelöst durch einen Beitrag, in dem Tatzer et al. (2023) ein weiteres Mal nachzuweisen versuchten, Asperger hätte nichts von den Kindermorden am Spiegelgrund gewusst und die tödlich endenden Überweisungen in dem guten Glauben getätigt, bei der Anstalt habe es sich um eine »normale« heilpädagogische Einrichtung gehandelt. Auch dieser Beitrag verstößt gegen elementare wissenschaftliche Standards und sollte von der Zeitschrift zurückgezogen werden (siehe dazu Czech, 2023; Waldhauser et al., 2024; Czech, 2024).

Bezüglich Aspergers politischer Haltung vor 1938 beruhte die Argumentation seiner Verteidiger im Wesentlichen auf einer Betonung der grundsätzlichen Unvereinbarkeit zwischen katholischer Orientierung und der nationalsozialistischen Ideologie, und zwar sowohl in Bezug auf seine persönliche Haltung als auch auf die weltanschauliche Ausrichtung der ihn prägenden Organisationen, allen voran der Bund Neuland. Dies steht allerdings schon im Widerspruch zu Aspergers eigener, bereits im Hauptteil zi-

185 Berger berichtet zum Beispiel über den Fall eines 7½-jährigen Mädchens, das 1942 an der Heilpädagogischen Station aufgenommen wurde. Asperger konstatierte aufgrund ihres angeblichen Verhaltens »Schändungsgefahr« und empfahl die Unterbringung in einer Anstalt. Während ihres Aufenthalts an Aspergers Station erhielt sie regelmäßige Gaben von Apomorphin (zur Erzeugung von Brechreiz) und schmerzhafte faradische Strombehandlungen im Genitalbereich (Berger, 2020, S. S228).

186 Als Entgegnung auf Czech (2020) erschien eine weitere Einlassung von Maleczek und Tatzer (2021).

tierten Aussage, der zufolge er 1938 aufgrund seiner vorhergehenden Prägungen bei vielen Elementen der NS-Ideologie (vor allem im Hinblick auf den Deutschnationalismus) »mitkam«.[187] Es geht also nicht etwa darum, einen kausalen Zusammenhang zwischen Aspergers politischer Sozialisierung im Bund Neuland und dessen Verhalten im Nationalsozialismus zu belegen, sondern die nach seiner eigenen Einschätzung in der Rückschau bestehenden ideologischen Gemeinsamkeiten plausibel zu machen und damit auch zu erklären, wie er sich trotz seiner Nähe zum (politischen) Katholizismus in den Augen der Nationalsozialisten ab 1938 als zuverlässiger Mitläufer positionieren konnte (Czech, 2020b, S. 164). Die im Hauptteil dokumentierte, trotz einiger weltanschaulicher Vielfalt grundsätzlich klar erkennbare Ausrichtung von Neuland als antidemokratisch, illiberal, antimarxistisch, autoritär, völkisch-großdeutsch und tendenziell antisemitisch[188] geht auch aus einem rezenten Beitrag hervor, der die Gruppe der um 1900 geborenen, sogenannten »Brückenbauer« zwischen Katholizismus und Nationalsozialismus im Bund Neuland näher betrachtet (Eminger, 2023). Die Arbeit fügt sich in eine Reihe neuerer Aufsätze über die wichtige Rolle des Antisemitismus im österreichischen politischen Katholizismus, die das Argument der »Unvereinbarkeit« ins Reich der historischen Mythen verweisen (Klieber, 2018; Wenninger, 2018; Wohnout, 2018; Wenninger, 2023).[189]

Zu Aspergers politischer Haltung gegenüber dem Nationalsozialismus ab 1938 brachte die Debatte keine wesentlichen neuen Fakten. Die vielfachen dokumentierten Anpassungsleistungen (siehe Hauptteil) sind unbestreitbar; diskussionswürdig ist allenfalls die Frage, ob Asperger auch eine innere Annäherung an die NS-Ideologie vollzog. Edith Sheffer beantwortete diese Frage eindeutig zustimmend. Aus meiner Sicht fehlen uns allerdings die Quellen, um darauf eine belastbare Antwort geben zu

187 Österreichischer Rundfunk (ORF), Geschichten und Geschichte. Autobiographische Aussagen von Hans Asperger. Zuerst gesendet am 24. Dezember 1974. https://www.mediathek.at (03.06.2024).

188 Ein weiteres Beispiel aus der Feder des langjährigen Neuland-Führers Anton Böhm aus dem Jahr 1933: »Der mit großem Elan begonnene Kampf gegen das Judentum muß wohl als eine bittere Notwendigkeit angesehen werden […], denn die Assimilation der Judenschaft ist immer nur eine scheinbare« (zitiert nach Wohnout, 2018, S. 177).

189 Dazu eine Einschätzung von Helmut Wohnout: »Der katholische Antisemitismus trug in den Jahren vor 1938 dazu bei, die Hemmschwelle für die Akzeptanz antisemitischer Maßnahmen zu senken« (Wohnout, 2018, S. 189).

können (zumindest solange Aspergers privater Nachlass nicht allgemein für die Forschung zugänglich ist) – letztlich ist die Frage aber nicht von zentraler Bedeutung. Entscheidend ist, dass Asperger bereits 1938 öffentlich die Notwendigkeit der Sterilisationspolitik grundsätzlich anerkannte und somit ein Bekenntnis zur NS-»Erbgesundheitspolitik« ablegte, die erste einer Reihe von derartigen öffentlichen Stellungnahmen.

Unter den verschiedenen Aspekten von Aspergers Tätigkeit während der NS-Zeit stand vor allem die Verbindung zur Kindermordaktion auf dem Spiegelgrund im Fokus der Diskussion. Ein wesentliches Element in den verschiedenen Versuchen, Aspergers Verantwortung für die von ihm veranlassten oder mitverantworteten Überweisungen in die Anstalt Am Spiegelgrund zu relativieren, war dabei das Argument, er habe aufgrund der Geheimhaltung rund um die Kindermordaktion nichts von der den Kindern dort drohenden Gefahr wissen können (z. B. Maleczek & Tatzer, 2021). Wie im Haupttext ausgeführt, gibt es aber eine Reihe von Belegen dafür, dass sich Gerüchte über die Krankenmorde relativ rasch herumsprachen – und zwar sowohl zu den Transporten in die Vernichtungsanstalt Hartheim im Rahmen der sogenannten »Aktion T4« als auch spezifisch zur Kindermordaktion. Michael Scharpf, Direktor der im heutigen Niederösterreich gelegenen Heil- und Pflegeanstalt Mauer-Öhling, berichtete am 21. Januar 1941 (fünf Monate vor Aspergers Überweisung von Herta Schreiber auf den Spiegelgrund) in einem Schreiben an den Gauleiter:

> »Unseren Kranken ist das Schicksal dieser Überstellten auch bekannt geworden und es spielen sich die ergreifendsten Szenen, wenn ich auf Visite zu den Kranken komme. Die einen gebärden sich verzweifelt und bitten, ich solle sie zurückbehalten und solle sie vor dem Tod erretten, sie müssten sich vorher sonst selbst umbringen, es hänge alles an meiner Hand. Auch Angehörige von Kranken kommen mit derselben Begründung ihrer Bitte für ihre Kinder oder Eltern« (zitiert nach Neugebauer, 2008, S. 229).

Bereits am 7. November 1940 berichtete ein Spitzel des Sicherheitsdienstes der SS aus Wien: »Viel Aufregung, insbesondere bei den bigotten und frömmlerischen Leuten löste die sehr stark verbreitete Nachricht (jeder Wiener schien davon zu wissen) aus, dass Pfleglinge der Versorgungshäuser gewissermaßen von amtswegen getötet werden und dies ohne Zustimmung der jeweiligen Angehörigen« (zitiert nach ebd., S. 233). Ein Bericht der »Reichsarbeitsgemeinschaft Heil- und Pflegeanstalten« (eine von der

»T4«-Tötungsbürokratie verwendete Tarnbezeichnung) stellte im Juli 1942 zusammenfassend für die Stimmung unter der Wiener Bevölkerung fest: »energisches Sträuben gegen Verlegungen aus Angst vor vorzeitigem Ableben und das Bestreben, die Kranken vorzeitig aus der Anstalt zu nehmen« (zitiert nach ebd., S. 233f.).

Die vielfach belegte allgemeine Verbreitung von Gerüchten über die zahlreichen plötzlichen Todesfälle von Patient:innen in der Psychiatrie in der Wiener Bevölkerung lässt kaum Zweifel zu, dass auch Asperger über diese Geschehnisse Bescheid wusste. Bei seiner Überweisung von Herta Schreiber auf den Spiegelgrund (eine 1940 auf dem Gelände der Heil- und Pflegeanstalt Am Steinhof gegründeten Einrichtung) Ende Juni 1941 musste er also bereits auf Basis des weit verbreiteten Wissens um die zahlreichen Abtransporte mit tödlichen Folgen damit rechnen, dass er das Mädchen der Gefahr aussetzte, wie so viele andere in die Vernichtungsaktion einbezogen zu werden.[190]

Die am Spiegelgrund praktizierten Tötungsmethoden waren diskreter und sprachen sich wohl nicht im gleichen Ausmaß in der breiten Bevölkerung herum wie die hundertfachen Abtransporte aus den Heil- und Pflegeanstalten mit kurz darauf folgenden plötzlichen Todesfällen. Aber auch bei der sogenannten »Kindereuthanasie« gab es zahlreiche Menschen, die aufgrund ihrer beruflichen Tätigkeit mehr oder weniger detaillierte Kenntnis von den Vorgängen erlangten, ebenso wie ein wachsender Kreis von Angehörigen und deren Kontakten. Wie bereits erwähnt, sagte Ernst Illing bei seinem Prozess nach 1945 aus, die Leiter der Wiener Kinderkliniken hätten Bescheid gewusst und sich auch bemüht, Kinder mit Behinderungen zur Tötung an den Spiegelgrund abzugeben (s. S. 96). Als der St. Pöltener Bischof Memelauer am 31. Dezember 1941 die Krankentötungen anprangerte, sprach er wörtlich vom »Kind, das als Krüppel auf die Welt kommt« – auch dies ein eindeutiger Hinweis auf die Lücken in der Geheimhaltung der »Kindereuthanasie« (Czech, 2020b, S. S171). Anfang 1942 informierte das »Lebensborn«-Heim Wienerwald in Pernitz seinen Vereinsvorstand, dass ein im Heim geborener Säugling wegen einer geistigen Behinderung in die Anstalt Am Spiegelgrund verlegt werden sollte, die »im Sinne einer Ausmerze tätig sei« (Lilienthal, 2003 [1985], S. 100).

190 Das gilt auch noch für die Überweisung von Elisabeth Schreiber am 27. Oktober 1941 – wenn man nicht annehmen möchte, dass Asperger zu diesem Zeitpunkt von Hitlers Abbruch der Gasmordaktion am 24. August 1941 wusste.

Ein relativ offensichtliches Bindeglied zwischen der »T4« und der NS-»Kindereuthanasie« war Erwin Jekelius, der Gründungsdirektor des Spiegelgrund. Es gibt eine Reihe von Belegen dafür, dass sich seine zentrale Rolle in der Organisation der Patient:innenmorde rasch herumsprach. Die Wiener Krankenschwester Anny Wödl, die im Juli 1940 den für die Tötungsaktion verantwortlichen Beamten im Reichsinnenministerium um das Leben ihres Sohnes anflehte, war aus dem gleichen Grund auch mit Erwin Jekelius in Kontakt (Fürstler & Malina, 2003). Dem Wiener Gymnasialdirektor Leopold Widerhofer war es bereits Anfang August 1940 möglich, Erwin Jekelius als verantwortlichen Ansprechpartner für die Tötungstransporte nach Hartheim zu identifizieren und bei diesem für die Rettung seiner Tochter Gerta, die sich seit 1938 in der Anstalt Steinhof befand, zu intervenieren (Neugebauer, 2008, S. 229). Es soll sogar eine Protestdemonstration gegen Jekelius gegeben haben, und zwar vor dessen Arbeitsplatz, dem Hauptgesundheitsamt in der Wiener Innenstadt (Neugebauer, 2008, S. 230f.). Ein bereits erwähntes Flugblatt der Royal Air Force vom Herbst 1941 nannte Erwin Jekelius beim vollen Namen und beschuldigte ihn, Patient:innen mittels Injektionen zu töten (»Der Herr mit der Spritze«). Als die Gesundheitsverwaltung Niederdonau sich Ende 1941 mit der Frage von »bildungsunfähigen« Kindern in der Heil- und Pflegeanstalt Gugging beschäftigte (was zu der erwähnten Selektionskommission unter Beteiligung Aspergers führte, s. S. 98f.), bezeichneten die Beteiligten die Kindertötungsaktion wie selbstverständlich als »Aktion Jekelius« – ein Euphemismus, der kaum Interpretationsspielraum offen ließ.

Schon aufgrund der öffentlich bekannten Tatsache, dass die Anstalt Am Spiegelgrund der Leitung von Erwin Jekelius unterstand, kann Asperger nicht im guten Glauben angenommen haben, dort wäre eine langfristige Pflege für Kinder mit schweren Behinderungen gegeben. Als Leiter der Heilpädagogischen Station, als von unterschiedlichen Institutionen beanspruchter Gutachter und nicht zuletzt als Facharzt des Hauptgesundheitsamtes der Stadt Wien für alle Belange der »abnormen Kinder« war Asperger jedenfalls ungleich besser informiert als die breite Bevölkerung – und er wusste auch, wie aus von ihm unterzeichneten Dokumenten hervorgeht, sehr genau über die interne Organisation der Anstalt Am Spiegelgrund Bescheid (Czech, 2020b, S. S172f.).[191]

191 Ina Friedmann verweist auf die in der Heilpädagogik generell betonte Notwendigkeit einer genauen Kenntnis der zur Unterbringung zur Verfügung stehenden Anstalten

Nicht zuletzt nahm Asperger selbst nach dem Krieg bei zwei verschiedenen Gelegenheiten für sich in Anspruch, Kinder vor der Tötung gerettet zu haben – womit er auch implizierte, über die Vorgänge grundsätzlich im Bilde gewesen zu sein. In einer bereits zitierten, 1974 zuerst ausgestrahlten Radiosendung über sein Leben berichtete Asperger, er habe die als »lebensunwertes Leben« bezeichneten »Schwachsinnigen« trotz eines entsprechenden Auftrages nicht an das Gesundheitsamt gemeldet und sich damit der Verfolgung durch die Gestapo ausgesetzt (s. S. 45f.). Für diese angebliche Weigerung liegt bis heute kein konkreter Beleg vor und sie steht auch im Widerspruch zu den belegten Überweisungen sowie Aspergers Tätigkeit in der Gugginger Selektionskommission. Die Aussagen enthalten aber jedenfalls klare Bezüge zur konkreten Durchführung der NS-»Kindereuthanasie«, die tatsächlich (anders als die »Aktion T4«) wie von Asperger dargestellt auf einer 1939 eingeführten Meldepflicht an die Gesundheitsämter beruhte. Auch eine 1977 publizierte Äußerung ging in eine ähnliche Richtung: »Wenn die Nazi den Krieg gewonnen hätten, hätt' es mich den Kopf gekostet. Der schwarze [katholisch-konservative, Anm. des Autors] Asperger hat nämlich die Zerebralgeschädigten nicht zur Vernichtung gemeldet« (Glattauer, 1977). Schon für sich allein genommen lassen diese Aussagen Aspergers keinen Raum für die Annahme, er hätte nicht über die Tötungsaktion Bescheid gewusst – was auch angesichts der zahlreichen anderen Belege für die damalige Verbreitung entsprechender Informationen äußerst unplausibel erscheint.

Die internationale Diskussion um Hans Asperger erfolgte (und erfolgt) beinahe ausschließlich im Zusammenhang mit dem Thema Autismus. In Österreich hingegen standen auch andere Fragen zur Debatte – das Verhältnis zwischen Katholizismus und Nationalsozialismus, die Vergangenheitspolitik der von Asperger und seinen Schüler:innen lange Zeit stark geprägten pädiatrischen Heilpädagogik sowie die Auseinandersetzung mit einer langen Geschichte von Gewalt und Missbrauch in Institutionen der Fürsorgeerziehung und deren Beziehung zu heilpädagogisch untermauerten autoritären Erziehungskonzepten, die bis lange nach 1945 wirksam blieben. Erst in jüngster Zeit scheint sich auch international ein stärkeres

sowie Aspergers dokumentierte entsprechende Überlegungen in einzelnen Fällen und kommt insgesamt zu der Einschätzung, Aspergers »Wissen um die Ermordung von Minderjährigen am Spiegelgrund« als gesichert anzunehmen (Friedmann, 2022, S. 449).

Interesse an den Nachwirkungen des Nationalsozialismus in der österreichischen Heilpädagogik und Jugendpsychiatrie, auch jenseits der Person Hans Aspergers, anzubahnen – davon zeugt nicht zuletzt ein sorgfältig recherchierter Beitrag von Margaret Talbot (2023) in der Zeitschrift *The New Yorker* über die Lebensgeschichte einer Betroffenen im Kontext der österreichischen Nachkriegsgeschichte. Auch 80 Jahre nach Kriegsende hat die Auseinandersetzung mit der Rolle von Medizin, Pädagogik und Fürsorge im NS-Regime und den daraus erwachsenen langfristigen Folgen offensichtlich nichts an Aktualität verloren.

Abkürzungen

BAB	Bundesarchiv Berlin
CDSB	Christlich-deutscher Studentenbund
DAF	Deutsche Arbeitsfront
DÖW	Dokumentationsarchiv des österreichischen Widerstandes
NÖLA	Niederösterreichisches Landesarchiv
NSDAP	Nationalsozialistische Deutsche Arbeiterpartei
NSDÄB	Nationalsozialistischer Deutscher Ärztebund
NSV	Nationalsozialistische Volkswohlfahrt
ÖStA	Österreichisches Staatsarchiv
UAW	Universitätsarchiv Wien
WStLA	Wiener Stadt- und Landesarchiv

Abbildungen

Was die in diesem Buch verwendeten Abbildungen betrifft, so handelt es sich bei den Abbildungen 1, 3, 4, 6, 7, 8, 9 und 10 um Scans von Archivmaterial des Wiener Stadt- und Landesarchivs, die mit Genehmigung des Copyright-Inhabers reproduziert wurden. Abbildung 5 befindet sich im Besitz des Wiener Universitätsarchivs, das die Reproduktion für wissenschaftliche Zwecke erlaubt. Im Falle von Abbildung 2 waren die Bemühungen, die Urheberrechtsinhaber ausfindig zu machen, erfolglos, aber der Verlag und der Autor würden sich freuen, von ihnen zu hören.

Abbildung 1:	WStLA, 1.3.2.202.A5, Personalakte Hans Asperger
Abbildung 2:	DÖW
Abbildung 3:	WStLA, 1.3.2.202.A5, Personalakte Hans Asperger
Abbildung 4:	WStLA, 1.3.2.202.A5, Personalakte Hans Asperger
Abbildung 5:	UAW, MED PA 17, Asperger
Abbildung 6:	WStLA, 1.3.2.209.10, Nervenklinik für Kinder, Krankengeschichte Herta Schreiber
Abbildung 7:	WStLA
Abbildung 8:	WStLA
Abbildung 9:	WStLA
Abbildung 10:	WStLA, 1.3.2.209.10, Nervenklinik für Kinder, Krankengeschichte Elisabeth Schreiber

Literatur

Anonym (1938). Gau Wien. *Ärzteblatt für die Deutsche Ostmark*, 1, 340.

Anonym (1943). Bericht über die 1. Tagung der Deutschen Gesellschaft für Kinderpsychiatrie und Heilpädagogik in Wien am 5. September 1940. *Zeitschrift für Kinderforschung*, *49*, 1–119.

Appignanesi, L. (2018). Dr. Death. *The New York Review of Books* (Printausgabe vom 19. Juli 2018). https://www.nybooks.com/articles/2018/07/19/hans-asperger-dr-death (05.06.2024).

Asperger, H. (1937). Das psychisch abnorme Kind. *Wiener klinische Wochenschrift*, (50), 1460–1461.

Asperger, H. (1938). Das psychisch abnorme Kind. *Wiener klinische Wochenschrift*, (49), 1314–1317.

Asperger, H. (1939). Pädagogische Therapie bei abnormen Kindern. *Medizinische Klinik*, *35*, 943–946.

Asperger, H. (1941). Zur Erziehungstherapie in der Jugendfürsorge. *Monatsschrift für Kinderheilkunde*, *87*, 238–247.

Asperger, H. (1942). »Jugendpsychiatrie« und »Heilpädagogik«. *Münchener Medizinische Wochenschrift*, *89*, 352–356.

Asperger, H. (1944a). Die »Autistischen Psychopathen« im Kindesalter. *Archiv für Psychiatrie und Nervenheilkunde*, *117*, 76–136.

Asperger, H. (1944b). Postenzephalitische Persönlichkeitsstörungen. *Münchener Medizinische Wochenschrift*, *91*, 114–117.

Asperger, H. (1950). Seelische Abwegigkeiten als Ursachen der Jugendverwahrlosung. In F. Schneider (Hrsg.), *Jugendverwahrlosung* (S. 21–36). Salzburg: Otto Müller Verlag.

Asperger, H. (1952a). Die Psychopathologie der jugendlichen Kriminellen. In F. Schneider (Hrsg.), *Jugendkriminalität. Vorträge des internationalen Kongresses über Probleme der Jugendkriminalität* (S. 26–40). Salzburg: Otto Müller Verlag.

Asperger, H. (1952b). *Heilpädagogik. Einführung in die Psychopathologie des Kindes für Ärzte, Lehrer, Psychologen und Fürsorgerinnen*. Wien: Springer.

Asperger, H. (1957). Probleme der modernen Pädiatrie. *Wiener klinische Wochenschrift*, *69*(31), 549–553.

Asperger, H. (1962a). Dr. Josef Feldner – 75 Jahre. *Heilpädagogik, Beiblatt der Zeitschrift »Erziehung und Unterricht«*, (4), 56–58.

Asperger, H. (1962b). Ecce Infans. Zur Ganzheitsproblematik in der modernen Pädiatrie (Wiener Antrittsvorlesung). *Wiener klinische Wochenschrift, 74,* 936–941.

Asperger, H. (1965). *Heilpädagogik. Einführung in die Psychopathologie des Kindes für Ärzte, Lehrer, Psychologen, Richter und Fürsorgerinnen* (4. Aufl., unveränd. Nachdr. der 3., neu bearb. und erw. Aufl.). Wien/New York: Springer.

Asperger, H. (1975). In Memoriam Dr. Josef Feldner. In W. Bläsig, G.W. Jansen & M.H. Schmidt (Hrsg.), *Die Körperbehindertenschule. Eine Darlegung der gegenwärtigen didaktischen und methodischen Konzeption* (S. 61). Berlin-Charlottenburg: Marhold.

Asperger, H. (1977). Erlebtes Leben. Fünfzig Jahre Pädiatrie. *Pädiatrie und Pädologie, 12,* 214–233.

Asperger, H. & Goll, H. (1939). Über einen Fall von Hemichorea bei einem eineiigen Zwillingspaar. Gleichzeitig ein Beitrag zum Problem der Individualität bei erbgleichen Zwillingen. *Erbarzt, 6,* 24–28.

Asperger, H., Heeger, J. & Radl, H. (1959). Geleitwort. In H. Asperger, J. Heeger & H. Radl (Hrsg.), *Sonderheft Dr. Theodor Heller. Beiblatt der Zeitschrift »Erziehung und Unterricht« Jahrgang 1959* (S. 5–6). Wien: Österreichischer Bundesverlag/Verlag für Jugend und Volk.

Asperger, H. & Siegl, J. (1934). Zur Behandlung der Enuresis. *Archiv für Kinderheilkunde, 102,* 88–102.

Asperger Felder, M. (2008). »Zum Sehen geboren, zum Schauen bestellt«. Hans Asperger (1906–1980: Leben und Werk). In R. Castell (Hrsg.), *Hundert Jahre Kinder- und Jugendpsychiatrie. Biografien und Autobiografien* (S. 99–117). Göttingen: V&R unipress GmbH.

Baldini, L. (2023). *Aspergers Schüler.* München: Piper.

Baron-Cohen, S. (2018). The Truth about Hans Asperger's Nazi Collusion. *Nature, 557,* 305–306. https://doi.org/10.1038/d41586-018-05112-1

Batthyány, A. (2021). *Viktor Frankl and the Shoah. Advancing the Debate.* Cham: Springer.

Baumann, S. (2006). Opfer von Menschenversuchen als Sonderfall. In H.-G. Hockerts, C. Moisel & T. Winstel (Hrsg.), *Grenzen der Wiedergutmachung. Die Entschädigung für NS-Verfolgte in West- und Osteuropa 1945–2000* (S. 147–186). Göttingen: Wallstein.

Baur, E., Fischer, E. & Lenz, F. (Hrsg.). (1932). *Menschliche Erblichkeitslehre und Rassenhygiene. Band I: Menschliche Erblichkeitslehre. Band II: Menschliche Auslese und Rassenhygiene (Eugenik).* München: J.F. Lehmanns Verlag.

Behal, B. (2009). *Kontinuitäten und Diskontinuitäten deutsch-nationaler katholischer Eliten im Zeitraum 1930–1965. Ihr Weg und Wandel in diesen Jahren am Beispiel Dr. Anton Böhms, Dr. Theodor Veiters und ihrer katholischen und politischen Netzwerke (Diss.).* Wien: Universität Wien.

Berger, E. (2009). Kinderpsychiatrie in der NS-Zeit – Ordnungs- und Vernichtungspolitik in Kooperation mit Pädagogik und Fürsorge. *Schriftenreihe der Deutschen Gesellschaft für Geschichte der Nervenheilkunde, 15,* 229–237.

Berger, E. (2015). Die Rolle der Kinder- und Jugendpsychiatrie in der NS-Zeit. *Neuropsychiatrie, 29,* 148–149.

Berger, E. (2016). Die Kinderpsychiatrie in Österreich 1945–1975 – Entwicklungen zwischen historischer Hypothek und sozialpsychiatrischem Anspruch. *Virus – Beiträge zur Sozialgeschichte der Medizin, 14,* 239–248.

Berger, E. (2017). Die österreichische Kinder- und Jugendpsychiatrie nach 1945 bis 1975. Das Geschwisterverhältnis zur Heilpädagogik österreichischer Prägung. Eine Gratwanderung zwischen historischer Hypothek und sozialpsychiatrischem Anspruch. In H. Fangerau, S. Topp & K. Schepker (Hrsg.), *Kinder- und Jugendpsychiatrie im Nationalsozialismus und in der Nachkriegszeit. Zur Geschichte ihrer Konsolidierung* (S. 607–618). Berlin/Heidelberg: Springer.

Berger, E. (Hrsg.) (2007). *Verfolgte Kindheit. Kinder und Jugendliche als Opfer der NS-Sozialverwaltung*. Wien/Köln/Weimar: Böhlau.

Berger, E. (2020). Anmerkungen zum Diskurs um Hans Asperger aus Sicht des Kinderpsychiaters. *Monatsschrift Kinderheilkunde, 168*, S227–S232.

Berger, E. & Katschnig, T. (2013). Gewalt in Wiener Heimen zwischen 1945 und 1990 – eine retrospektive Studie aus psychotraumatologischer Perspektive. *Neuropsychiatrie, 27*(4), 188–195. https://doi.org/10.1007/s40211-013-0079-1

Binder, D. A. (2018). »Jetzt kommt der Jud im Steireranzug!«. Zum Antisemitismus in der Steiermark 1933 bis 1938. In G. Enderle-Burcel & I. Reiter-Zatloukal (Hrsg.), *Antisemitismus in Österreich 1933–1938* (S. 943–951). Wien: Böhlau.

Bock, G. (1986). *Zwangssterilisation im Nationalsozialismus. Studien zur Rassenpolitik und Frauenpolitik*. Opladen: Westdeutscher Verlag.

Botha, M. (2021). Academic, Activist, or Advocate? Angry, Entangled, and Emerging: A Critical Reflection on Autism Knowledge Production. *Frontiers in Psychology, 12:* 727542. https://doi.org/10.3389/fpsyg.2021.727542

Botz, G. (1988). *Nationalsozialismus in Wien. Machtübernahme und Herrschaftssicherung* (3. Aufl.). Buchloe: DVO.

Boven, F. (2022). *Solitary Persons? the Conceptualisation of Autism as a Contact Disorder by Frankl, Asperger, and Kanner*. Groningen: University of Groningen.

Brill, W. (2011). *Pädagogik der Abgrenzung. Die Implementierung der Rassenhygiene im Nationalsozialismus durch die Sonderpädagogik*: Julius Klinkhardt.

Bruck, V., Frankl, G., Weiss, A. & Zak, V. (1932). Erwin Lazar und sein Wirken. *Zeitschrift für Kinderforschung. Sonderdruck aus Band 40*, 211–218.

Czech, H. (2002). Selektion und Kontrolle. Der »Spiegelgrund« als zentrale Institution der Wiener Jugendfürsorge zwischen 1940 und 1945. In E. Gabriel & W. Neugebauer (Hrsg.), *Von der Zwangssterilisierung zur Ermordung. Zur Geschichte der NS-Euthanasie in Wien Teil II* (S. 165–187). Wien/Köln/Weimar: Böhlau.

Czech, H. (2003). *Erfassung, Selektion und »Ausmerze«. Das Wiener Gesundheitsamt und die Umsetzung der nationalsozialistischen »Erbgesundheitspolitik« 1938 bis 1945*. Wien: Deuticke.

Czech, H. (2007). Die Inventur des Volkskörpers. Die »erbbiologische Bestandsaufnahme« im Dispositiv der NS-Rassenhygiene in Wien. In T. Mayer, V. Hofer & G. Baader (Hrsg.), *Eugenik in Österreich. Biopolitische Methoden und Strukturen von 1900–1945* (S. 284–311). Wien: Czernin.

Czech, H. (2012). Nazi »Euthanasia« crimes in World War II Austria. *The Holocaust in History and Memory, 5*, 51–73.

Czech, H. (2014a). Abusive Medical Practices on »Euthanasia« Victims in Austria During and After World War II. In S. Rubenfeld & S. Benedict (Hrsg.), *Human Subjects Research after the Holocaust* (S. 109–125). Cham/Heidelberg/New York u. a.: Springer.

Czech, H. (2014b). Der Spiegelgrund-Komplex. Kinderheilkunde, Heilpädagogik, Psychiatrie und Jugendfürsorge im Nationalsozialismus. *Österreichische Zeitschrift für Geschichtswissenschaft, 25*(2), 194–219.

Czech, H. (2015). Dr. Hans Asperger und die »Kindereuthanasie« in Wien – mögliche Verbindungen. In A. Pollak (Hrsg.), *Auf den Spuren Hans Aspergers. Fokus Asperger-Syndrom: Gestern, Heute, Morgen* (S. 24–29). Stuttgart: Schattauer.

Czech, H. (2016a). From »Action T4« to »decentralized euthanasia« in Lower Austria: The psychiatric hospitals at Gugging, Mauer-Öhling and Ybbs. http://www.memorialgugging.at (05.06.2024).

Czech, H. (2016b). Von der »Aktion T4« zur »dezentralen Euthanasie«. Die niederösterreichischen Heil- und Pflegeanstalten Gugging, Mauer-Öhling und Ybbs. *Jahrbuch des Dokumentationsarchivs des österreichischen Widerstandes*, 219–266.

Czech, H. (2017). Braune Westen, weiße Mäntel. Die Versuche einer Entnazifizierung der Medizin in Österreich. In H. Czech & P. Weindling (im Auftrag des Dokumentationsarchivs des österreichischen Widerstandes) (Hrsg.), *Österreichische Ärzte und Ärztinnen im Nationalsozialismus* (S. 179–201). Wien: Dokumentationsarchiv des österreichischen Widerstandes.

Czech, H. (2018). Hans Asperger, National Socialism and »race hygiene« in Nazi-era Vienna. *Molecular Autism, 9*(29), 1–43. https://doi.org/10.1186/s13229-018-0208-6

Czech, H. (2019a). *Hans Asperger, autismo y Tercer Reich. En busca de la verdad histórica.* Barcelona: NED Ediciones.

Czech, H. (2019b). Response to ›Non-complicit: Revisiting Hans Asperger's Career in Nazi-era Vienna‹. *Journal of Autism and Developmental Disorders, 49*, 3883–3887.

Czech, H. (2020a). »Since she was in Auschwitz the patient feels that she is being persecuted.« Holocaust Survivors and Austrian Psychiatry after World War II. In S. Hildebrandt, M. Offer & M. A. Grodin (Hrsg.), *Recognizing the Past in the Present. New Studies on Medicine before, during, and after the Holocaust* (S. 276–297). New York/Oxford: Berghahn.

Czech, H. (2020b). Hans Asperger und der Nationalsozialismus: Konturen einer Kontroverse. *Monatsschrift Kinderheilkunde, 168* (Supplement 3), S. 163–S175. https://doi.org/10.1007/s00112-020-00947-3

Czech, H. (2021). Mehr Rauch als Feuer. Anmerkungen zum Beitrag »Hans Asperger, Leben und Wirken 1931 bis 1946«. *Monatsschrift Kinderheilkunde, 169*, 862–868.

Czech, H. (2023). Response to Tatzer et al: Their paper on what Asperger knew about Nazi ›child euthanasia‹ does not provide a rigorous assessment of the available evidence. *Acta Paediatrica, 112*, 1120–1121.

Czech, H. (2024). To assess Asperger's knowledge on the Nazi ›child euthanasia‹ programme, his own words should matter (response to Tatzer et al.). *Acta Paediatrica, 113*, 621–622. https://doi.org/10.1111/apa.17068

Czech, H., Hildebrandt, S., Reis, S. P., Chelouche, T., Fox, M., González-López, E., Lepicard, E., Ley, A., Offer, M., Ohry, A., Rotzoll, M., Sachse, C., Siegel, S. J., Šimůnek, M., Teicher, A., Uzarczyk, K., von Villiez, A., Wald, H. S., Wynia, M. K. & Roelcke, V. (2023). The *Lancet* Commission on medicine, Nazism, and the Holocaust: historical evidence, implications for today, teaching for tomorrow. *The Lancet 402*, 1867-1940. https://doi.org/10.1016/S0140-6736(23)01845-7

Czech, H., Ungvari, G., Uzarczyk, K., Weindling, P. & Gazdag, G. (2020). Electroconvulsive Therapy in the Shadow of the Gas Chambers. Medical Innovation and Human

Experimentation in Auschwitz. *Bulletin of the History of Medicine, 94*(2), 244–267. https://doi.org/10.1353/bhm.2020.0036

Czipke, G. (2013). *»Die SchreibmaschinentäterInnen«. Die Wiener Jugendfürsorge in den Jahren 1945 bis 1970 und ihr Beitrag zur Durchsetzung einer gegen Mädchen, Frauen, »uneheliche« Mütter und deren Kinder gerichteten Geschlechterordnung* (Diplomarbeit Univ. Wien). Wien.

Dahl, M. (1998). *Endstation Spiegelgrund. Die Tötung behinderter Kinder während des Nationalsozialismus am Beispiel einer Kinderfachabteilung in Wien.* Wien: Erasmus.

Dietrich-Daum, E., Ralser, M. & Rupnow, D. (Hrsg.). (2020). *Psychiatrisierte Kindheiten. Die Kinderbeobachtungsstation von Maria Nowak-Vogl.* Innsbruck.

Dluzak, S. (2021). Les pionniers oubliés de l'autisme : la vie et l'œuvre d'Anni Weiss et de Georg Frankl. *L'Information Psychiatrique, 97*(5), 403–421.

Donvan, J. & Zucker, C. (2016). *In a Different Key: The Story of Autism.* New York: Crown.

dr. n. m. [Anton Böhm] (1933a). Zur politischen Lage. *Neuland. Blätter jungkatholischer Erneuerungsbewegung, 10*(4), 81–88.

dr. n. m. [Anton Böhm] (1933b). Zur politischen Lage. *Neuland. Blätter jungkatholischer Erneuerungsbewegung, 10*(5), 103–111.

Eberle, A. (1994). Zentralwanderhof Herzogsägmühle 1936–1945. Zwangsfürsorge für »Nichtseßhafte« und »Asoziale« in Bayern. *1999. Zeitschrift für Sozialgeschichte des 20. und 21. Jahrhunderts,* (1), 46–60.

Elezovic, A., Lippitz, I. & Loch, U. (2017). Heilpädagogische Diagnostik. Zur wissenschaftlichen Stigmatisierung von Kindern und Jugendlichen, die an den Folgen von sexualisierter Gewalt litten. *Erziehungswissenschaft, 28*(54), 63–73. https://doi.org/10.3224/ezw.v28i1.08

Eminger, S. (2023). Zwischen Kreuz und Hakenkreuz. Katholisch-Deutschnationale in Bund Neuland und Cartellverband. In L. Erker & M. Rosecker (Hrsg.), *Antisemitische und rechte Netzwerke in der Zwischenkriegszeit. Zur Bedeutung informeller Machtstrukturen für die politische Radikalisierung in Österreich* (S. 123–143). Wien: Verlag Karl-Renner-Institut.

Ertl, K. A. (2016). *NS-Euthanasie in Wien unter Mitwirkung von Erwin Jekelius. Der Direktor vom »Spiegelgrund« und seine Beteiligung am NS-»Vernichtungsprogramm«.* Beau Bassin: AV Akademikerverlag.

Falk, D. (2019a). More on Asperger's Career: A Reply to Czech. *Journal of Autism and Developmental Disorders, 49,* 3877–3882.

Falk, D. (2019b). Non-complicit: Revisiting Hans Asperger's Career in Nazi-era Vienna. *Journal of Autism and Developmental Disorders, 49,* 1–12.

Falk, D. & Schofield, E. P. (2018). *Geeks, Genes, and the Evolution of Asperger Syndrome.* Albuquerque: University of New Mexico Press.

Fangerau, H. (2020). Hans Asperger und der Nationalsozialismus: zwischen historischer Rekonstruktion und persönlicher Erinnerung. *Monatsschrift Kinderheilkunde, 168* (Supplement 3), S223–S226.

Feinstein, A. (2010). *A History of Autism: Conversations with the Pioneers.* Chichester u. a.: Wiley-Blackwell.

Feinstein, A. (2016). *Historia del autismo. Conversaciones con los pioneros. Edición revisada y ampliada.* Ávila: Autismo Ávila.

Fitzgerald, M. (2008). Autism: Asperger's Syndrome-History and First Descriptions. In J.L. Rausch, M.E. Johnson & M.F. Casanova (Hrsg.), *Asperger's Disorder* (S. 1–5). New York: Informa Healthcare.

Fitzgerald, M.M. (2019). The history of autism in the first half century of the 20th century: new and revised. *Journal for ReAttach Therapy and Developmental Diversities, 2*, 70–77.

Frankl, G. (1932). Der Wirkungskreis der ärztlichen Heilpädagogik. *Volksgesundheit, 6*(11/12), 180–185.

Frankl, G. (1934). Befehlen und Gehorchen. Eine heilpädagogische Studie. *Zeitschrift für Kinderforschung, 42*, 463–479.

Frankl, G. (1937a). Die Heilpädagogische Abteilung der Wiener Kinderklinik. *Zeitschrift für Kinderschutz, Familien- und Berufsfürsorge, XXIX*, 33–38, 49–54.

Frankl, G. (1937b). Triebhandlungen bei Dissozialität nach Enzephalitis epidemica und anderen psychopathischen Störungen des Kindesalters. *Zeitschrift für Kinderforschung, 46*, 401–448.

Frankl, G. (1937c). Über postenzephalitischen Parkinsonismus und verwandte Störungen im Kindesalter. *Zeitschrift für Kinderforschung, 46*, 199–249.

Frankl, V. (1995). *Was nicht in meinen Büchern steht. Lebenserinnerungen*. München: Quintessenz.

Frankl, V.E. (1946a). *Man's Search for Meaning*. New York: Washington Square Press.

Frankl, V.E. (1946b). *... trotzdem ja zum Leben sagen. Drei Vorträge gehalten an der Volkshochschule Wien-Ottakring*. Wien: Franz Deuticke.

Friedmann, I. (2013). Die institutionelle Vernetzung der heilpädagogischen Abteilung der Universitätskinderklinik in Wien zwischen 1930 und 1945. In Österreichische HochschülerInnenschaft (Hrsg.), *Österreichische Hochschulen im 20. Jahrhundert. Austrofaschismus, Nationalsozialismus und die Folgen* (S. 177–189). Wien: Facultas.

Friedmann, I. (2016a). »Es handelte sich um einen sonderlinghaften, triebhaft veranlagten Knaben.« Beispiele heilpädagogischer Gutachten für das Wiener Jugendgericht während der Jahre 1920–1970. *Virus – Beiträge zur Sozialgeschichte der Medizin, 14*, 267–284.

Friedmann, I. (2016b). Hans Asperger und die Heilpädagogische Abteilung der Wiener Universitätsklinik. Konzepte und Kontinuitäten. In M. Krischel, M. Schmidt & D. Groß (Hrsg.), *Medizinische Fachgesellschaften im Nationalsozialismus. Bestandsaufnahme und Perspektiven* (S. 309–320). Berlin: LIT Verlag.

Friedmann, I. (2017a). Von der »Schuld« der Opfer. Die Behandlung von Kindern, die Opfer sexueller Gewalt wurden, an der Heilpädagogischen Abteilung der Wiener Universitäts-Kinderklinik im 20. Jahrhundert. *zeitgeschichte online*. https://zeitgeschichte-online.de/themen/von-der-schuld-der-opfer (15.02.2022).

Friedmann, I. (2017b). Franz Wurst und die Heilpädagogik in Kärnten. In E. Dietrich-Daum, M. Ralser & D. Rupnow (Hrsg.), *Studie betreffend die Kinderbeobachtungsstation der Maria Nowak-Vogl. Schlussbericht des Forschungsprojekts* (S. 26–30). Innsbruck.

Friedmann, I. (2020a). Die Heilpädagogische Abteilung der Wiener Universitätskinderklinik zwischen 1911 und 1977. *Monatsschrift Kinderheilkunde, 168* (Supplement 3), S154–S162.

Friedmann, I. (2020b). *»[...] ist ohne lückenlose Führung gefährlich und auch selbst gefährdet.« Die Heilpädagogische Abteilung der Wiener Universitäts-Kinderklinik von 1911 bis 1949. Konzepte und Kontinuitäten* (Dissertation). Wien: Universität Wien.

Friedmann, I. (2022). *Abnormalität (de-)konstruiert. Die Heilpädagogische Abteilung der Wiener Universitäts-Kinderklinik und ihre Patient*innen in der ersten Hälfte des 20. Jahrhunderts*. Wien/Köln: Böhlau.

Frith, U. (1991a). Asperger and his syndrome. In U. Frith (Hrsg.), *Autism and Asperger syndrome* (S. 1–36). Cambridge: Cambridge University Press.

Frith, U. (1991b). Hans Asperger: »Autistic Psychopathy« in Childhood. Translated and annotated by Uta Frith. In U. Frith (Hrsg.), *Autism and Asperger syndrome* (S. 37–92). Cambridge: Cambridge University Press.

Fuchs, P. (2010). Zur Selektion von Kindern und Jugendlichen nach dem Kriterium der »Bildungsunfähigkeit«. In M. Rotzoll, G. Hohendorf, P. Fuchs, C. Mundt & W.U. Eckart (Hrsg.), *Die nationalsozialistische »Aktion T4« und ihre Opfer. Von den historischen Bedingungen bis zu den ethischen Konsequenzen für die Gegenwart* (S. 287–296). Paderborn: Schöningh.

Fürstler, G. & Malina, P. (2003). Österreichische Pflegepersonen aus der Zeit des Nationalsozialismus. Teil I: Die Wiener Krankenschwester Anny Wödl. Historische Pflegeforschung. *Österreichische Pflegezeitschrift, 56*, 24-27.

Gausemeier, B. (2004). Rassenhygienische Radikalisierung und kollegialer Konsens. In C. Sachse (Hrsg.), *Die Verbindung nach Auschwitz. Biowissenschaften und Menschenversuche an Kaiser-Wilhelm-Instituten Dokumentation eines Symposiums* (S. 178–198). Göttingen: Wallstein Verlag.

Gazdag, G., Ungvari, G. & Czech, H. (2017). Mass killing under the guise of ECT: the darkest chapter in the history of biological psychiatry. *History of Psychiatry, 28*(4), 482–488. https://doi.org/10.1177/0957154X17724037

Glattauer, H.O. (1977). *Menschen hinter großen Namen. Berühmte Österreicher die Sie kennen sollten*. Salzburg: Verlag Alfred Winter.

Goldenberg, A. (2015). Das Tagebuch des Hansi Busztin. *Falter, 2015*(17), 18–21.

Goldenberg, A. (2018). *Versteckte Jahre. Der Mann, der meinen Großvater rettete*. Wien: Paul Zsolnay Verlag.

Graf, R. (2020). Vom »autistischen Psychopathen« zum Autismusspektrum. Verhaltensdiagnostik und Persönlichkeitsbehauptung in der Geschichte des Autismus. *Gesnerus, 77*, 279–311.

Groh, C., Rath, F., Kurz, R., Katschnig, H., Frisch, H., Jürgenssen, O.A. & Waldhauser, F. (2020). Individuelle Erfahrungsberichte von SchülerInnen und KollegInnen Hans Aspergers. *Monatsschrift Kinderheilkunde, 168* (Supplement 3), S214–S217.

Gröger, H. (2003). Das Syndrom des »Autistischen Psychopathen«. Hans Asperger zwischen Pädiatrie, Kinderpsychiatrie und Heilpädagogik. *Schriftenreihe der Deutschen Gesellschaft für Nervenheilkunde, 14*, 199–213.

Gröger, H. (2015). Zur Ideengeschichte der medizinischen Heilpädagogik – Hans Asperger und das Syndrom des »Autistischen Psychopathen«. In A. Pollak (Hrsg.), *Auf den Spuren Hans Aspergers. Fokus Asperger-Syndrom: Gestern, Heute, Morgen* (S. 30–37). Stuttgart: Schattauer.

Gütt, A., Rüdin, E. & Ruttke, F. (1934). *Gesetz zur Verhütung erbkranken Nachwuchses vom 14. Juli 1933*. München: Lehmanns Verlag.

Gütt, A., Rüdin, E. & Ruttke, F. (1936). *Gesetz zur Verhütung erbkranken Nachwuchses vom 14. Juli 1933 nebst Ausführungsverordnungen.* München: Lehmanns Verlag.

H. B. (1934). Umschau. *Neuland. Blätter jungkatholischer Erneuerungsbewegung, 11*(4), 93–95.

Hager, C. (2014, 31. März). »Er war Teil des Apparats.« Der Zeithistoriker Herwig Czech im Interview über die Arbeit des Heilpädagogen Hans Asperger während der NS-Zeit. *Wiener Zeitung.* https://www.wienerzeitung.at/h/hans-asperger-er-war-teil-des-apparats (05.06.2024).

Hamburger, F. (1939). Nationalsozialismus und Medizin. *Wiener Medizinische Wochenschrift, 89*, 141–146.

Hammer, K. (1934a). Die Wiener Pressefrage. *Neuland. Blätter jungkatholischer Erneuerungsbewegung, 11*(2), 36–41.

Hammer, K. (1934b). Die Wiener Pressefrage II. *Neuland. Blätter jungkatholischer Erneuerungsbewegung, 11*(3), 65–70.

Hanak-Lettner, W. (Hrsg.). (2015). *Die Universität. Eine Kampfzone.* Wien: Picus Verlag.

Harper, P. S. (1996). Naming of syndromes and unethical activities: the case of Hallervorden and Spatz. *The Lancet, 348*, 1224–1225.

Harris, J. (2016). Book Forum [on NeuroTribes and In a Different Key]. *Journal of the American Academy of Child & Adolescent Psychiatry, 55*(8), 729–735.

Häupl, W. (2006). *Die ermordeten Kinder vom Spiegelgrund: Gedenkdokumentation für die Opfer der NS-Kindereuthanasie in Wien.* Wien: Böhlau.

Heller, T. (1959). Heilpädagogik in Österreich. Aus dem Vortrag anlässlich der Gründung der Österreichischen Gesellschaft für Heilpädagogik in Wien, am 3. Juli 1935. In H. Asperger, J. Heeger & H. Radl (Hrsg.), *Sonderheft Dr. Theodor Heller. Beiblatt der Zeitschrift »Erziehung und Unterricht« Jahrgang 1959* (S. 7–11). Wien: Österreichischer Bundesverlag/Verlag für Jugend und Volk.

Hippler, K. (2013). Hans Asperger and his patients. In M. A. Just & K. A. Pelphrey (Hrsg.), *Development and Brain Systems in Autism* (S. 12–31). New York: Psychology Press.

Hippler, K. & Klicpera, C. (2003). A retrospective analysis of the clinical case records of »autistic psychopaths« diagnosed by Hans Asperger and his team at the University Children's Hospital, Vienna. *Philosophical Transactions of the Royal Society London B, 358*, 291–302.

Hippler, K. & Klicpera, C. (2005). Hans Asperger und »seine Kinder« – eine retrospektive Untersuchung des Spektrums der »autistischen Psychopathie« anhand von Wiener Krankenakten. *Zeitschrift für Kinder- und Jugendpsychiatrie und Psychotherapie, 33*(1), 35–47. https://doi.org/10.1024/1422-4917.33.1.35

Hubenstorf, M. (1984). Österreichische Ärzteemigration 1934–1945. Zwischen neuem Tätigkeitsgebiet und organisierten Rückkehrplänen. *Berichte zur Wissenschaftsgeschichte, 7*, 85–107.

Hubenstorf, M. (1988). Kontinuität und Bruch in der Medizingeschichte. Medizin in Österreich 1938 bis 1955. In F. Stadler (Hrsg.), *Kontinuität und Bruch 1938 – 1945 – 1955. Beiträge zur österreichischen Kultur- und Wissenschaftsgeschichte* (S. 299–332). Wien/München: Jugend und Volk.

Hubenstorf, M. (2002). Tote und/oder lebendige Wissenschaft. Die intellektuellen Netzwerke der NS-Patientenmordaktion in Österreich. In E. Gabriel & W. Neugebauer (Hrsg.), *Von der Zwangssterilisierung zur Ermordung. Zur Geschichte der NS-Euthanasie in Wien Teil II* (S. 237–420). Wien/Köln/Weimar: Böhlau.

Hubenstorf, M. (2005). Pädiatrische Emigration und die »Hamburger-Klinik« 1930–1945. In K. Widhalm & A. Pollak (Hrsg.), *90 Jahre Universitäts-Kinderklinik am AKH in Wien. Umfassende Geschichte der Wiener Pädiatrie* (S. 69–220). Wien: Literas Universitätsverlag.

Hubenstorf, M. (2011). Urologie und Nationalsozialismus in Österreich. In M. Krischel, F. Moll, J. Bellmann et al. (Hrsg.), *Zwischen Anpassung und Vertreibung, Bd. 1* (S. 139–172). Berlin: Hentrich & Hentrich.

Jekelius, E. (1936). Incontinentia alvi im Kindesalter. *Archiv für Kinderheilkunde, 109,* 129–138.

Jekelius, E. (1942). Grenzen und Ziele der Heilpädagogik. *Wiener klinische Wochenschrift, 55,* 385–386.

K.W. (1935). Erwägungen zur Volkstumsarbeit in der Großstadt. *Neuland. Blätter jungkatholischer Erneuerungsbewegung, 12*(10), 213–215.

Kiyem, S. (1995). *Der Deutsche Schulverein »Südmark« 1918–1938 (Dipl.-Arbeit).* Wien: Universität Wien.

Klee, E. (1985). *Dokumente zur »Euthanasie«.* Frankfurt a. M.: Fischer TB.

Klee, E. (2010). *»Euthanasie« im Dritten Reich. Die »Vernichtung lebensunwerten Lebens«.* Frankfurt a. M.: Fischer Taschenbuch Verlag.

Klieber, R. (2018). Katholischer Antisemitismus im »Christlichen Ständestaat« zwischen theologischen Prämissen und kirchlichem Antimodernismus. In G. Enderle-Burcel & I. Reiter-Zatloukal (Hrsg.), *Antisemitismus in Österreich 1933–1938* (S. 237–258). Wien: Böhlau.

Klösch, C. (2000). Hermann Lein – »Innitzer-Gardist« in Dachau und Mauthausen. *Gedenkdienst,* (3), o. S.

Koll, J. (2018). »Die Vernichtung der jüdischen Lehr- und Lerntätigkeit«. Antisemitismus an den wissenschaftlichen Hochschulen in Wien bis zum »Anschluss« Österreichs. In G. Enderle-Burcel & I. Reiter-Zatloukal (Hrsg.), *Antisemitismus in Österreich 1933-1938* (S. 823–849). Wien: Böhlau.

Kondziella, D. (2009). Thirty Neurological Eponyms Associated with the Nazi Era. *European Neurology, 62*(1), 56–64. https://doi.org/10.1159/000215880

Korger, F. (1933). Zur heutigen Behandlung der Judenfrage. *Neuland. Blätter jungkatholischer Erneuerungsbewegung, 10*(7/8), 171–174.

L. Z. (1935). Die Juden Wiens. *Neuland. Blätter jungkatholischer Erneuerungsbewegung, 12*(1), 19–21.

Lange, J. (1940). Erbliche Geisteskrankheiten und Psychopathien. In E. Fischer, F. Lenz & K. U. Gottschaldt (Hrsg.), *Baur – Fischer – Lenz. Menschliche Erblehre und Rassenhygiene. Band I: 2 Hälfte Erbpathologie* (S. 386–464). München/Berlin: J. F. Lehmanns Verlag.

Lazar, E. (1923). Die Heilpädagogische Abteilung der Kinderklinik in Wien. *Sonderabdruck aus der »Zeitschrift für Kinderforschung«, 28*(2), 161–174.

Lechner, C. (2020). Hans Asperger und die Kinderklinik Innsbruck. *Monatsschrift Kinderheilkunde, 168* (Supplement 3), S197–S203. https://doi.org/10.1007/s00112-020-01014-7

Lechner, C., Beddies, T., Breu, M. & Friedmann, I. (2020). Hans Asperger und die Heilpädagogik. *Monatsschrift Kinderheilkunde, 168* (Supplement 3), S151–S232. https://link.springer.com/journal/112/volumes-and-issues/168-3/supplement (05.06.2024).

Leixner, L. (1938, 29. Dezember). Die Grausamkeit der »Mitleidigen«. Das Gesetz zur Verhütung erbkranken Nachwuchses mit 1. Jänner auf die Ostmark ausgedehnt. *Völkischer Beobachter*, 6.

Lilienthal, G. (2003 [1985]). *Der »Lebensborn e. V.«. Ein Instrument nationalsozialistischer Rassenpolitik*. Frankfurt am Main: Fischer Taschenbuch.

List, E. (2008). »Warum nicht in Kischniew?« – Zu einem autobiographischen Tondokument Igor Carusos. *Zeitschrift für Psychoanalytische Theorie und Praxis, 23*(1/2), 117–141.

Loch, U., Imširović, E., Arztmann, J. & Lippitz, I. (2021). *Im Namen von Wissenschaft und Kindeswohl. Gewalt an Kindern und Jugendlichen in heilpädagogischen Institutionen der Jugendwohlfahrt und des Gesundheitswesens in Kärnten zwischen 1950 und 2000*. Innsbruck/Wien: StudienVerlag.

Löscher, M. (2009). *»...der gesunden Vernunft nicht zuwider...«? Katholische Eugenik in Österreich vor 1938*. Innsbruck/Wien/Bozen: Studienverlag.

Lucchelli, J.P. (2021). Georg Frankl : le troisième ou le premier homme dans la genèse de l'autisme ? *Cahiers de PréAut, 18*, 105–120.

Luza, R. (1984). *The Resistance in Austria, 1938–1945*. Minneapolis: University of Minnesota Press.

Lyons, V. & Fitzgerald, M. (2007a). Asperger (1906–1980) and Kanner (1894–1981), the two pioneers of autism. *Journal of Autism and Developmental Disorders, 37*, 2022–2023.

Lyons, V. & Fitzgerald, M. (2007b). Did Hans Asperger (1906–1980) have Asperger Syndrome? *Journal of Autism and Developmental Disorders, 37*, 2020–2021.

Maleczek, W., Malina, P., Tatzer, E. & Waldhauser, F. (2020). Hans Asperger, Leben und Wirken 1931 bis 1946. Er war kein Handlanger der NS-Kindermörder vom »Spiegelgrund«. *Monatsschrift Kinderheilkunde, 168* (Supplement 3), S176–S187.

Maleczek, W. & Tatzer, E. (2021). Was wusste Asperger von den Morden am »Spiegelgrund«? Entgegnung auf Herwig Czech. *Monatsschrift Kinderheilkunde, 169*, 860–861.

Malina, P. (2007). Die Wiener städtische Erziehungsanstalt Biedermannsdorf als Institution der NS-Fürsorge – Quellenlage und Fallbeispiele. In E. Berger (Hrsg.), *Verfolgte Kindheit. Kinder und Jugendliche als Opfer der NS-Sozialverwaltung* (S. 263–275). Wien: Böhlau.

Manouilenko, I. & Bejerot, S. (2015). Sukhareva – prior to Asperger and Kanner. *Nordic Journal of Psychiatry, 69*(6), 479–482.

Massin, B. (2003). Mengele, die Zwillingsforschung und die »Auschwitz-Dahlem Connection«. In C. Sachse (Hrsg.), *Die Verbindung nach Auschwitz. Biowissenschaften und Menschenversuche an Kaiser-Wilhelm-Instituten. Dokumentation eines Symposiums* (S. 201–254). Göttingen: Wallstein Verlag.

Mayrhofer, H., Wolfgruber, G., Geiger, K., Hammerschick, W. & Reidinger, V. (Hrsg.). (2017). *Kinder und Jugendliche mit Behinderungen in der Wiener Psychiatrie von 1945 bis 1989. Stationäre Unterbringung am Steinhof und Rosenhügel*. Wien: LIT.

Medizin-Historische ExpertInnenkommission (2013). *Die Innsbrucker Kinderbeobachtungsstation von Maria Nowak-Vogl*. Innsbruck: Medizinische Universität Innsbruck.

Michaels, J. (1935). The Heilpedagogical Station of the Children's Clinic at the University of Vienna. *American Journal of Orthopsychiatry, 5*(3), 266–275.

Muratori, F. & Bizzari, V. (2019a). Autism as a disruption of affective contact: the forgotten role of George Frankl. *Clinical Neuropsychiatry, 16*(4), 159–164.

Muratori, F. & Bizzari, V. (2019b). *Alle origini dell'autismo. Il ruolo dimenticato di George Frankl*. Rom: Giovanni Fioriti Editore.

Muratori, F. & Bizzari, V. (2020). Alle origini dell'autismo: George Frankl tra Asperger e Kanner. *Autismo e disturbi del neurosviluppo, 18*(1/Jänner), 81–88. https://doi.org/10.14605/AUT1812004

Muratori, F., Calderoni, S. & Bizzari, V. (2021). George Frankl: an undervalued voice in the history of autism. *European Child & Adolescent Psychiatry, 30*, 1273–1280. https://doi.org/10.1007/s00787-020-01622-4

Nedoschill, J. & Castell, R. (2001). Der Vorsitzende der Deutschen Gesellschaft für Kinderpsychiatrie und Heilpädagogik im Zweiten Weltkrieg. *Praxis der Kinderpsychologie und Kinderpsychiatrie, 50*, 228–237.

Neugebauer, W. (1996/97). Die Klinik »Am Spiegelgrund« 1940–1945. Eine »Kinderfachabteilung« im Rahmen der NS-»Euthanasie«. *Studien zur Wiener Geschichte. Jahrbuch des Vereins für die Geschichte der Stadt Wien*, 289–305.

Neugebauer, W. (2008). *Der österreichische Widerstand 1938–1945*. Wien: Edition Steinbauer.

Neugebauer, W. (2018). Rezension zu: Sheffer, Edith: Aspergers Kinder. Die Geburt des Autismus im »Dritten Reich«. Frankfurt am Main 2018 / Sheffer, Edith: Asperger's Children. The Origins of Autism in Nazi Vienna. New York 2018. H-Soz-Kult (30.11.2018). http://www.hsozkult.de/publicationreview/id/reb-27840 (05.06.2024).

New, W. S. & Kyuchukov, H. (2022). Sukhareva's (1930) ›Toward the problem of the structure and dynamics of children's constitutional psychopathies (Schizoid forms)‹: a translation with commentary. *European Child & Adolescent Psychiatry, 31*, 1–9. https://doi.org/10.1007/s00787-022-01948-1

Pauley, B. (1993). *Eine Geschichte des österreichischen Antisemitismus. Von der Ausgrenzung zur Auslöschung*. Wien: Kremayr & Scheriau.

Planner-Plann, O. (1938). Zum Aufbau des nationalsozialistischen deutschen Ärztebundes in Österreich. *Deutschösterreichische Ärztezeitung, 1*, 51–52.

Posar, A. & Visconti, P. (2017). Tribute to Grunya Efimovna Sukhareva, the woman who first described infantile autism. *Journal of Pediatric Neurosciences, 12*, 300-301.

Pytell, T. (2015). *Viktor Frankl's Search for Meaning. An Emblematic 20th-Century Life*. New York/Oxford: Berghahn Books.

Ralser, M. & Sieder, R. (Hrsg.). (2014). *Kinder des Staates (Österreichische Zeitschrift für Geschichtswissenschaft 25/1+2)*. Innsbruck/Wien/Bozen: Studienverlag.

Rauh, P. (2010). Medizinische Selektionskriterien versus ökonomisch-utilitaristische Verwaltungsinteressen. Ergebnisse der Meldebogenauswertung. In M. Rotzoll, G. Hohendorf, P. Fuchs, C. Mundt & W. U. Eckart (Hrsg.), *Die nationalsozialistische »Aktion T4« und ihre Opfer. Von den historischen Bedingungen bis zu den ethischen Konsequenzen für die Gegenwart* (S. 297–309). Paderborn: Ferdinand Schöningh.

Reimann, V. (1967). *Innitzer. Kardinal zwischen Hitler und Rom*. Wien/München: Fritz Molden.

Reinthaller, U. (2020). »Geben wir es einem Experten«. Bericht eines 1975 aufgenommenen Patienten der heilpädagogischen Station. *Monatsschrift Kinderheilkunde, 168* (Supplement 3), S218–S222.

Riedel, H. (1940). Kinderpsychiatrie und Psychotherapie in Wien. *Münchener Medizinische Wochenschrift, 87*, 1161–1163.

Risak, E. & Asperger, H. (1932). Neue Untersuchungen über das Auftreten von Melaninreaktionen im menschlichen Harn nach Sonnenbestrahlung. *Wiener klinische Wochenschrift*, 4, 134–136.

Robison, J. E. (2017). Kanner, Asperger, and Frankl. A third man at the genesis of the autism diagnosis. *Autism, 21*(7), 862–871. https://doi.org/10.1177/1362361316654283

Ronen, G. M., Meaney, B., Dan, B., Zimprich, F., Stögmann, W. & Neugebauer, W. (2009). From Eugenic Euthanasia to Habilitation of »Disabled« Children: Andreas Rett's Contribution. *Journal of Child Neurology, 24*, 115–127.

Rzesnitzek, L. & Lang, S. (2017). »Electroshock Therapy« in the Third Reich. *Medical History, 16*(1), 66–88. https://doi.org/10.1017/mdh.2016.101

Schepker, K. & Fangerau, H. (2016). Die Gründung der Deutschen Gesellschaft für Kinderpsychiatrie und Heilpädagogik. Der Weg von Paul Schröder zum Gründungsvorsitzenden. *Zeitschrift für Kinder- und Jugendpsychiatrie und Psychotherapie, 44*(3), 180–188.

Schirmer, B. (2002). Autismus und NS-Rassengesetze in Osterreich 1938. Hans Aspergers Verteidigung der »autistischen Psychopathen« gegen die NS-Eugenik. *Die neue Sonderschule, 47*, 460–464.

Schlarp, K.-H. (1986). *Wirtschaft und Besatzung in Serbien 1941–1944. Ein Beitrag zur nationalsozialistischen Wirtschaftspolitik in Südosteuropa*. Stuttgart: Steiner.

Schmitz-Berning, C. (2007). *Vokabular des Nationalsozialismus*. Berlin/New York: Verlag Walter de Gruyter.

Schmuhl, H.-W. (1994). Reformpsychiatrie und Massenmord. In M. Prinz & R. Zitelmann (Hrsg.), *Nationalsozialismus und Modernisierung* (2. Aufl.) (S. 239–266). Darmstadt: Wissenschaftliche Buchgesellschaft.

Schödl, L. (1940, 2. November). Borgia-Rummel in Lainz. *Völkischer Beobachter*, 7.

Schopler, E. (1998). Premature Popularization of Asperger Syndrome. In E. Schopler, G. B. Mesibov & L. J. Kunce (Hrsg.), *Asperger Syndrome or High-Functioning Autism?* (S. 385–399). New York: Plenum Press.

Schröder, P. (1931). *Kindliche Charaktere und ihre Abartigkeiten*. Breslau: Hirt.

Schwarz, K. (2020). *Autismusbilder. Zur Geschichte der Autismusforschung*. Weinheim/Basel: Beltz Juventa.

Seewann, G. (1974a). *Österreichische Jugendbewegung 1900–1938. Die Entstehung der Deutschen Jugendbewegung in Österreich-Ungarn 1900 bis 1914 und die Fortsetzung in ihrem katholischen Zweig »Bund Neuland« von 1918 bis 1938. Band 1*. Frankfurt am Main: dipa-Verlag.

Seewann, G. (1974b). *Österreichische Jugendbewegung 1900–1938. Die Entstehung der Deutschen Jugendbewegung in Österreich-Ungarn 1900 bis 1914 und die Fortsetzung in ihrem katholischen Zweig »Bund Neuland« von 1918 bis 1938. Band 2*. Frankfurt a. M.: dipa-Verlag.

Seidelman, W. E. (2018). The tainted eponym: transgression and memory in medical science. *Wiener klinische Wochenschrift, 130*, S186–S191.

Seidler, E. (1999). Das Schicksal der Wiener jüdischen Kinderärzte zwischen 1938 und 1945. *Wiener klinische Wochenschrift, 18*(111), 754–763.

Sheffer, E. (2018a). *Asperger's Children. The Origins of Autism in Nazi Vienna*. New York/London: W.W. Norton & Company.

Sheffer, E. (2018b). *Aspergers Kinder. Die Geburt des Autismus im »Dritten Reich«*. Frankfurt am Main/New York: Campus.

Sher, D. A. (2020). The aftermath of the Hans Asperger exposé: implications for psychologists. *The Psychologist, 33*, 76–79.

Sher, D. A. & Gibson, J. L. (2021). Pioneering, prodigious and perspicacious: Grunya Efimovna Sukhareva's life and contribution to conceptualising autism and schizophrenia. *European Child & Adolescent Psychiatry, 30*, 1–16. https://doi.org/10.1007/s00787-021-01875-7

Sieder, R. (2015). Warum das Wiener Jugendamt seinem Erziehungsberater nicht folgte. In T. Aichhorn & K. Fallend (Hrsg.), *August Aichhorn – Vorlesungen zur Einführung in die Psychoanalyse. Für Erziehungsberatung und Soziale Arbeit. Mit einem Essay von Reinhard Sieder* (S. 201–225). Wien: Löcker.

Sieder, R. & Smioski, A. (2012). *Der Kindheit beraubt. Gewalt gegen Kinder in Erziehungsheimen der Stadt Wien*. Innsbruck/Wien/Bozen: Studienverlag.

Silberman, S. (2015). *NeuroTribes. The Legacy of Autism and the Future of Neurodiversity*. New York: Avery.

Sousek, R. (2015). Hans Asperger (1906–1980) – Versuch einer Annäherung. In A. Pollak (Hrsg.), *Auf den Spuren Hans Aspergers. Fokus Asperger-Syndrom: Gestern, Heute, Morgen* (S. 15–23). Stuttgart: Schattauer.

Spring, C. (2009). *Zwischen Krieg und Euthanasie: Zwangssterilisationen in Wien 1940–1945*. Wien: Böhlau.

Ssucharewa, G. (1926). Die schizoiden Psychopathien im Kindesalter. *Monatsschrift für Psychiatrie und Neurologie, 60*, 235–261.

Talbot, M. (2023). The villa where a doctor experimented on children. *The New Yorker*, 25.09.2023. https://www.newyorker.com/magazine/2023/10/02/the-villa-where-doctors-experimented-on-children (05.06.2024).

Tatzer, E. (2020). Hans Asperger und die Heilpädagogik – ein Erfahrungsbericht. *Monatsschrift Kinderheilkunde, 168* (Supplement 3), S204–S213.

Tatzer, E., Maleczek, W. & Waldhauser, F. (2023). An assessment of what Hans Asperger knew about child euthanasia in Vienna during the Nazi occupation. *Acta Paediatrica, 112*, 1109–1119.

Todd, S. D. H. (2015). *The Turn to the Self: A History of Autism, 1910–1944* (PhD dissertation). Chicago: University of Chicago.

Topp, S. (2013). *Geschichte als Argument in der Nachkriegsmedizin. Formen der Vergegenwärtigung der nationalsozialistischen Euthanasie zwischen Politisierung und Historiographie*. Göttingen: V&R unipress.

van den Bussche, H. (2015). Personalprobleme, Disziplinkrise und Selbstdeprofessionalisierung der Psychiatrie im Nationalsozialismus. *Schriftenreihe der Deutschen Gesellschaft für Geschichte der Nervenheilkunde, 21*, 127–169.

Vicedo, M. & Ilerbaig, J. (2021). Autism in Baltimore, 1938–1943. *Journal of Autism and Developmental Disorders, 51*, 1157–1172. https://doi.org/10.1007/s10803-020-04602-4

Waldhauser, F., Deutsch, J. & Popow, C. (2020). Hans Asperger – Zwischenbericht einer Aufarbeitung durch seine SchülerInnen und KollegInnen. *Monatsschrift Kinderheilkunde, 168* (Supplement 3), S188–S196.

Waldhauser, F., Tatzer, E. & Maleczek, W. (2024). Response to the letter of H. Czech: To assess Asperger's knowledge on the NS Child Euthanasia program documents are decisive. *Acta Paediatrica, 113,* 619–620.

Weindling, P. (2017). »Unser eigener ›österreichischer Weg‹«: Die Meerwasser-Trinkexperimente in Dachau 1944. In H. Czech & P. Weindling (im Auftrag des Dokumentationsarchivs des österreichischen Widerstandes) (Hrsg.), *Österreichische Ärzte und Ärztinnen im Nationalsozialismus* (S. 133–177). Wien: Dokumentationsarchiv des österreichischen Widerstandes.

Wenninger, F. (2018). »… für das ganze christliche Volk eine Frage auf Leben und Tod«. Anmerkungen zu Wesen und Bedeutung des christlichsozialen Antisemitismus bis 1934. In G. Enderle-Burcel & I. Reiter-Zatloukal (Hrsg.), *Antisemitismus in Österreich 1933–1938* (S. 195–235). Wien: Böhlau.

Wenninger, F. (2023). »Eine krankhafte Erscheinung […] im Programm der sonst so tüchtigen und vortrefflichen Christlichsozialen Partei«. Antisemitismus im Politischen Katholizismus vom Fin de Siècle bis zum Austrofaschismus. In L. Erker & M. Rosecker (Hrsg.), *Antisemitische und rechte Netzwerke in der Zwischenkriegszeit. Zur Bedeutung informeller Machtstrukturen für die politische Radikalisierung in Österreich* (S. 75–103). Wien: Verlag Karl-Renner-Institut.

Wing, L. (1981). Asperger's syndrome: a clinical account. *Psychological Medicine, 11,* 115–129.

Wohnout, H. (2018). Politischer Katholizismus und Antisemitismus. In G. Enderle-Burcel & I. Reiter-Zatloukal (Hrsg.), *Antisemitismus in Österreich 1933–1938* (S. 167–194). Wien: Böhlau.

Yeginsu, C. (2018, 19. April). Hans Asperger Aided Nazi Child Euthanasia, Study Says. *New York Times.* https://www.nytimes.com/2018/04/19/world/europe/hans-asperger-nazis.html (05.06.2024).

Psychosozial-Verlag

Peter Sinapius

Vom Hinsehen und vom Wegsehen

Soziale Praktiken im Nationalsozialismus

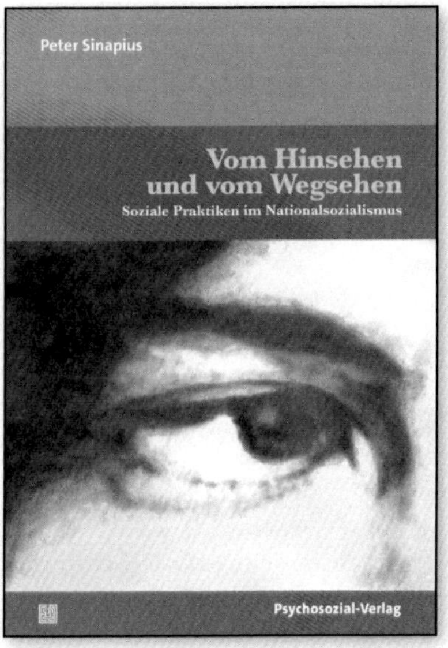

2023 · 253 Seiten · Broschur
ISBN 978-3-8379-3307-9

Ein Großvater, der für seinen Widerstand gegen die nationalsozialistische Gewaltherrschaft ins Konzentrationslager gebracht wird, ein Vater, der in der Wehrmacht als Offizier Karriere macht, und eine Mutter, die von ihrer Zeit im Bund Deutscher Mädel regelrecht erfüllt ist. Wie haben sie ihre Welt gesehen und welcher Weltanschauung sind sie gefolgt? Warum haben einige von ihnen die politische Welt ausgeblendet und die Verfolgung von Minderheiten geduldet, während andere sich der Gewaltherrschaft verweigert und Widerstand geleistet haben?

Im Spannungsfeld von Moralphilosophie und Wahrnehmungspsychologie beleuchtet Peter Sinapius heterogene Lebensentwürfe (s)einer Familie während des Nationalsozialismus. Religiöse Überzeugungen, soldatische Tugenden, blinder Gehorsam oder rassistische Überlegenheitsfantasien werden dabei als soziale Praktiken der Unterdrückung, der Anpassung oder des Widerstands verstehbar, die grundsätzlich nach den Bedingungen totalitärer oder freier Gesellschaften fragen.

Friedrich Schorb

Healthismus

Gesundheit als gesellschaftliche Obsession

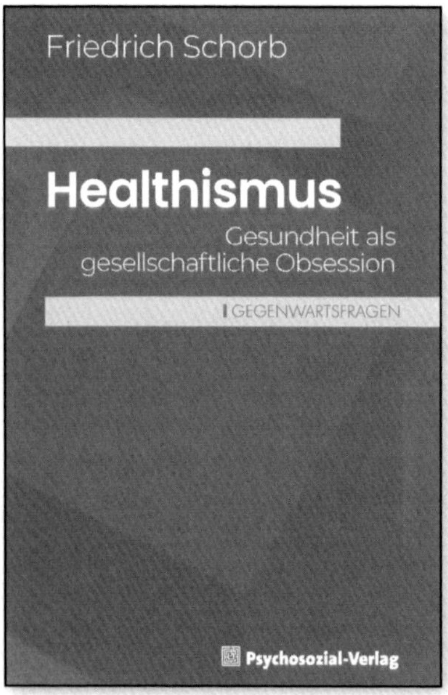

November 2024 · ca. 160 Seiten · Broschur
ISBN 978-3-8379-3353-6

- **Analyse des Gesundheitswahns in Gesellschaft und Politik**
- **Anschaulicher Überblick über strukturelle Ursachen ungleicher Gesundheit**

Wer heute gesund leben will, ist dafür selbst verantwortlich. Ob als Teil einer Fitness- und Diätkultur, durch regelmäßige Wellness-Auszeiten oder als Nutznießer*in pharmazeutischer Arzneien – im Zentrum steht das von gesellschaftlichen Erwartungen bedrängte Individuum. Verschleiert werden dabei die Hürden und Zugangsbeschränkungen eines strukturell ungleichen Systems, das fortwährend ausschließt und stigmatisiert. Friedrich Schorb legt die Schwachstellen eines schrankenlosen Gesundheitsdenkens in der Gesellschaft offen und zeigt, auf welche Weise die obsessive Beschäftigung mit Gesundheit selbst pathologisch geworden ist. Kritisch beleuchtet er dazu die kommerziell motivierten und letztlich technokratischen Heilsversprechen der Pharmaindustrie ebenso wie Gesundheitsreformen, die allein die Stärkung der Eigenverantwortung propagieren. Der Versuch, Menschen immer resilienter gegen eine im Wortsinn toxische Umwelt zu machen, führt in eine Sackgasse. Bleibt so am Ende nur die Hoffnung auf eine neue Form von solidarischer Gesundheit?